Dr H. CAZALIS

La Science et le Mariage

Octave Doin, Éditeur. 1900.

LA SCIENCE

ET

LE MARIAGE

DU MÊME AUTEUR

L'hémirhumatisme, ou la prédominance hémilatérale des manifestations du rhumatisme chronique (communication faite à l'Académie de médecine), 1887. Doin, éditeur.

Contribution à la pathogénie de l'arthritisme, 1893, Doin, éditeur.

LA SCIENCE

ET

LE MARIAGE

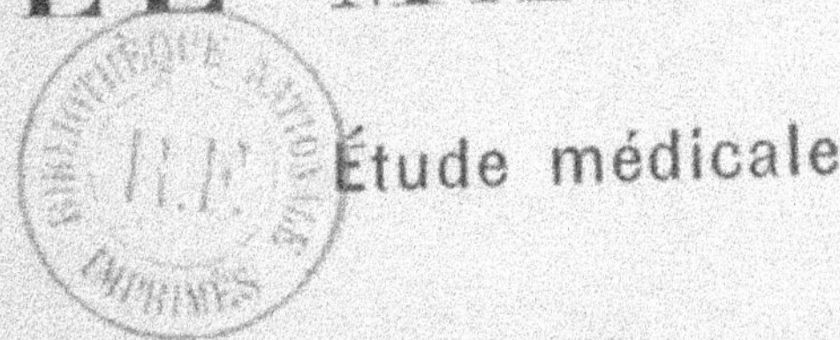

Étude médicale

PAR

LE Dr HENRY CAZALIS

PARIS
OCTAVE DOIN ÉDITEUR
8, PLACE DE L'ODÉON, 8
—
1900

LA SCIENCE

ET LE MARIAGE

Peut-être un jour viendra, et peut-être il est proche, où l'on trouvera logique, nécessaire et très simple de s'offrir à un examen médical, avant de contracter mariage, comme on trouve logique, nécessaire et très simple de l'accepter, quand on veut contracter une assurance sur la vie, — contrat n'intéressant que l'assureur et l'assuré, et où seul est en jeu un intérêt d'argent, — ou de le subir pour entrer dans l'armée, et pour aller aux colonies.

Un jour viendra peut-être, où les deux familles, avant de décider un mariage, mettront en présence leurs deux médecins, comme elles mettent en présence leurs deux notaires, et où les médecins auront le pas sur les notaires, comme les questions de santé le devraient prendre sur les questions d'argent.

Quelque opinion que l'on se fasse de ces idées, il est certain que beaucoup déjà s'en préoccupent, que, d'ici à peu, elles seront l'objet de discussions sérieuses, et que l'on examinera avec grande attention s'il est opportun et s'il est besoin de les défendre et de les faire adopter.

C'est que l'on pourrait de la sorte, par ces précautions prises, prévenir bien des malheurs et bien des crimes, éviter à des milliers d'enfants, de jeunes gens, jeunes filles ou jeunes femmes d'atroces et trop longues souffrances, d'horribles morts dont quelques-unes ont des façons d'assassinats, sauver beaucoup d'êtres pour qui vraiment il eût mieux valu ne pas être, épargner à ceux qui les aiment tant de douleurs et d'angoisses, parfois de remords, arrêter enfin sur la voie de la dégénérescence des familles et des races.

L'objet principal du mariage est ou doit être la naissance de l'enfant qui continuera la famille et la race. Son but n'est pas, comme dans l'amour sans le mariage, l'unique satisfaction de deux désirs plus ou moins passionnés, d'un double égoïsme ou de deux instincts exaltés, bien qu'il soit mieux sans doute qu'un amour réciproque fasse l'union légitime plus étroite encore et plus belle. Mais la passion ou l'amour ici doivent avoir un autre objet qu'eux-mêmes. Tout dans le mariage est subordonné ou doit l'être à la naissance de l'enfant en des conditions de vitalité, de santé parfaites ; et les questions d'argent devraient donc n'intervenir qu'après celles-ci, intervenant, très justement alors, pour sa protection, et pour la protection de la famille.

Le mariage, aux yeux de la science, garde ainsi son caractère sacré, demeure comme un sacrement ; et la science, continuant la religion, ou parallèlement avec elle, saura veiller étroitement sur lui, et peut-être le protéger mieux que nulle religion ne l'a su faire.

En dépit des attaques portées récemment contre elle, certains esprits toujours ne veulent croire et n'espérer qu'en elle. Aussi bien ou mieux que les religions les plus hautes, peut-être saura-t-elle en effet combattre heureusement dans l'homme l'ignorance et l'instinct brutal, et cette lutte et ses victoires contre ce qui fut et reste l'antique loi naturelle pourraient lui mériter un jour ce caractère moral et presque religieux qui lui est dénié par ses adversaires.

Comme la religion ou comme la morale, elle aussi va troubler des consciences, elle aussi va mettre en conflits le vieil instinct animal, l'intérêt individuel et égoïste, avec des obligations supérieures reconnues par elle, obligations sans doute plus ou moins oppressives, mais justement sévères et oppressives, étant protectrices d'un haut intérêt général.

La science en établissant ces obligations, en reconnaissant ces lois, ces nouveaux « rapports nécessaires, résultant de la nature des choses », la science va donc créer une *moralité nouvelle*, en rapport avec ces *obligations nouvelles*.

La grande question du mariage va être ainsi reprise et de près examinée par elle. Le mariage a été l'occasion continuelle de conflits entre la passion et le devoir, ou simplement entre l'amour et l'intérêt, ou plus simplement encore entre des intérêts, et souvent assez bas : tout le théâtre et l'art du roman les racontent. Par la science vont être créés des conflits nouveaux, mettant également aux prises l'amour et le devoir, l'instinct et la raison, le bonheur, l'intérêt personnel, avec cet intérêt général, que la conscience en nous plus ou moins obscurément représente. Certains esprits ont donc le droit de penser que la science s'élèvera un jour jusqu'à créer une morale aussi et une religion : une morale, puisqu'elle promulguera des devoirs moraux, une religion puisqu'elle rétablira entre les hommes un *lien*, des obligations nécessaires en vue d'un très haut idéal, ce qui est à peu près la définition du mot *religio*.

Le sujet que j'aborde ici est grave et troublant. Je le traiterai en toute vérité, mais non sans inquiétude, sans scrupules, comme ceux du médecin, qui craint de faire mal en disant ou indiquant ce qu'il lui faut dire, non sans pitié ni sans angoisses, comme celles du chef obligé de sacrifier des hommes dans l'intérêt des autres, des bataillons pour sauver une armée. Il faut cependant que certains attentats, que certains crimes, que certaines souffrances, que certaines morts ne soient plus possibles. Il faut cependant protéger toujours, et à certaines heures plus que jamais, la famille et la race. Il faut donc parler et agir. Mais en parlant, je voudrais ne m'adresser d'abord qu'à des médecins, non au public qui ne peut encore tout entendre. Le public ne doit pas lire certains de nos livres de science : qu'il ne lise pas celui-ci. La science très souvent aurait le devoir, selon moi, de demeurer ésotérique, de ne s'entretenir sur certains sujets et de ne les discuter qu'avec les initiés, seuls capables de les pouvoir comprendre et juger. Je désire donc que cette étude ne soit pas lue par tous ; et cet avis donné, je puis me dispenser de l'écrire en latin, comme écrivait quelques chapitres d'un de ses livres l'un de mes maîtres d'autrefois.

En réalité, je ne voudrais aujourd'hui, dans

ce premier essai, qu'attirer l'attention et provoquer la discussion des hommes de science sur des questions qui me préoccupent depuis longtemps, et préoccupent d'autres avec moi, sur la question des hérédités morbides, sur celle du rôle que le médecin est appelé à prendre dans la famille, sur des idées enfin que je croyais jusqu'à ces jours-ci m'être personnelles, et qui, je l'apprends, sont dans l'air : d'autres avec moi, en effet, semblent penser que la science et la loi devraient intervenir et s'unir pour une plus active protection du mariage, de la famille, de la race, de la femme aussi, et parmi les moyens de protection, ce que l'on propose, et que je propose et voudrais faire examiner et discuter, ce serait : l'interdiction du mariage à certains malades, une responsabilité pénale pouvant être encourue de ceux qui, dans le mariage ou en dehors de lui, transmettent certaines contagions redoutables, l'obligation avant le mariage, morale ou législative, d'un examen médical.

I

LA BLENNORRHAGIE ET LE MARIAGE

Des faits récemment observés dans la pathologie du mariage ont fait scandale, et peut-être ont été l'occasion pour quelques femmes, et sérieuses, très respectables, d'une sorte de révolte contre lui, tel du moins qu'il fonctionne à notre époque, et a fonctionné toujours, ou plutôt et au fond contre l'homme, car le mariage n'était pas seul à incriminer en l'espèce, l'union libre l'étant plus encore.

Ces faits, les voici : des jeunes filles se mariaient très saines, qui, après quelque temps, et par la faute, et bien légère en apparence et le plus souvent inconsciente du mari, se voyaient condamnées à des maladies dangereuses et longues, telles que des salpingites, des ovarites, des métrites, qui entravaient, attristaient, torturaient leur vie, les exposaient à la stérilité, pouvaient entraîner des opérations redoutables, souvent la mort.

Ces faits étaient ignorés, et des médecins eux-mêmes. Reconnus et divulgués, il y a peu de temps, ils émurent à bon droit les intéressées, et quelques femmes, en Angleterre, auraient, malgré la réelle pudeur coutumière en ce pays, écrit jusqu'à des romans, qui traduisaient tout haut leur indignation et leur rébellion légitimes contre le sans-gêne, le sans-pitié du mâle, son insouciance trop souvent coupable, ses brutalités, ses crimes.

« Nous vous apportons, disaient-elles ou pensaient-elles, notre entière virginité ; il paraît que vous ne pouvez nous apporter la vôtre ; nous acceptons cette inégalité de situation et de devoirs ; mais au moins, que la pleine satisfaction de vos désirs, de vos besoins d'avant le mariage ne vienne pas un jour, en échange de tout ce que nous vous gardons, par une concession excessive peut-être à vos privilèges, nous salir, nous empoisonner et nous tuer. »

Je renvoie maintenant pour toute cette question du mariage et de la blennorrhagie — car il s'agissait de cette contagion, — au livre excellent, portant ce titre, d'un de nos syphiligraphes distingués, M. le Dr Jullien, livre qui me donna la surprise, et la satisfaction aussi, d'offrir sur certain point une conclusion assez neuve et assez hardie, à laquelle j'étais arrivé moi-même : la nécessité peut-être, avant le mariage, d'un examen ou d'un certificat médical.

Un homme se marie : il a non pas une blennorrhagie aiguë ou subaiguë, dont le danger est apparent, certain, mais une blennorrhée simple et très légère, un suintement qu'il a peine à reconnaître, ou ne reconnaît plus, ou qu'il ne se connaît même pas. Cet homme se marie donc en parfaite inconscience du poison qu'il porte, ne se sachant pas infecté ni infectieux, et ainsi vraiment non coupable, fautif seulement d'ignorance. Après quelque temps de mariage, je l'ai dit, la jeune femme devient malade, prend la chaise longue ou le lit, et le diagnostic est porté d'une affection qui durera longtemps et sera sérieuse, phlegmon, abcès para- ou périmétriques, pelvipéritonite, salpingite, etc.; et l'affection aura été produite par le gonocoque du mari errant par les organes génitaux de la femme et leurs annexes. L'opération est proposée, parfois est faite ; et un tel dommage apporté à sa santé, et une telle menace pour sa vie, et l'opération, et sa mort possible, après ou sans opération, seront donc la suite, le dénouement tragique d'une blennorrhée des plus simples, de la présence chez le mari, et que certainement il pouvait ignorer, du bacille de Neisser. Tout dans ces faits était nouveau, et aussi la découverte de ce microcoque, qui seule a permis d'établir le diagnostic certain de la blennorrhée infectieuse, et la relation de cause à effet entre elle et certaines maladies des femmes.

L'ignorance, l'inconscience couvrait donc la faute du mari. Mais *l'âge de l'inconscience est passé, celui de la science est venu ;* on voit clair où était la nuit ; certains homicides par imprudence ne se doivent plus commettre :

et comprend-on dès lors que des devoirs tout nouveaux s'imposent, qui n'existaient, ne pouvaient exister autrefois, devoir pour l'homme, avant le mariage, de s'assurer que sa santé est parfaite, devoir pour le médecin de le prévenir, s'il y a danger, et de lui interdire absolument, quelque temps du moins, tant qu'il n'est pas guéri, l'union projetée, et devoir absolu pour l'homme d'obéir à cette interdiction ?

En vérité, ne voit-on pas la science intervenir ici à la manière de la religion, puisqu'elle confesse, puisqu'elle dirige, lie ou délie ?

Le cas est autre, quand il s'agit de la maladie aiguë ou subaiguë, de la blennorrhagie en pleine évolution : et il est certain que l'homme se mariant en des conditions pareilles, ce qui se voit, est un imbécile ou un misérable (et il n'est par rare en la même personne de rencontrer les deux), de toutes façons il est un coupable.

Chacun sait ou doit savoir aujourd'hui que la blennorrhagie vraie est une maladie spécifique produite par un gonocoque, qu'il n'est plus permis au médecin de la confondre avec des blennorrhoïdes ou écoulements sans gonocoques, ni permis à celui qui la porte de la négliger et de ne la pas traiter, ni permis à celui qui la garde de s'unir à une femme avant qu'il ne soit parfaitement guéri.

M. Jullien, dans son livre de casuistique savante, prévoit, indique, élucide, résout nettement toutes les difficultés qui, après des confessions très diverses, ou en leur absence, peuvent se présenter au médecin, soit que la blennorrhagie aiguë ou subaiguë existe avant tout projet de mariage ; soit qu'elle éclate après la fixation du jour ou même la veille, le matin du mariage (et dans l'un de ces cas le jeune homme s'est tué), ou après sa célébration ; soit qu'il s'agisse de la blennorrhagie chronique, avant ou après l'union accomplie ; soit enfin que la blennorrhagie ou que cette blennorrhée se montrent chez la femme, infidèle ou fidèle, digne ou non, avant aussi ou après le mariage : et l'on devine comme en ces questions le rôle du médecin est grave, important, souvent malaisé, exigeant à la fois beaucoup d'intelligence et de sérieux, et de finesse dans le tact et d'adresse, de douceur et de fermeté !

Le médecin interdira le mariage, pour quelque temps du moins, jusqu'à guérison complète, à quiconque porte une blennorrhée à gonocoques, à plus forte raison une blennorrhagie ; prudemment il observera l'écoulement avec leucocytes, mais sans gonocoques ; et il permettra le mariage, quand il n'existera qu'un écoulement muqueux, sans gonocoques ni leucocytes.

Quoi que le médecin ait pu dire, dans le premier cas faisant conclure à l'interdiction du mariage, ceux qui sont décidés à tout dans le combat pour la vie, les forts lutteurs, braveront peut-être le péril qui leur est indiqué, et qui du reste n'est que celui des autres, plutôt que d'abandonner ou de risquer d'abandonner une situation, une dot à prendre ; ou des ignorants, des inconscients, des niais ne comprendront pas, ne croiront pas ; ou des timides, des peureux aussi, mais n'ayant qu'une peur, celle du scandale, de la clameur publique pouvant s'élever contre eux, à la suite, non pas même d'une rupture, simplement d'un délai demandé peu de jours, peu d'heures avant la consommation du mariage, pourront transgresser de même la défense qui leur sera faite.

Et à ces heures, à ces minutes encore, et en des cas si difficiles, le médecin, et lui seul, pourra quelquefois tout sauver par la décision de ses conseils, par une tactique habile.

Mais en dehors des « arrivistes » aisément criminels, et de ceux, sans doute un peu moins coupables, que nous venons de montrer, il restera beaucoup d'ignorants, d'inconscients, et beaucoup d'honnêtes gens, qui, éclairés, feront leur devoir, écouteront et suivront quand même les conseils donnés ; et il y en aurait plus encore, du jour où les mœurs et la jurisprudence, ce qui pourrait arriver, autoriseraient la femme à réclamer, dans une instance de séparation ou de divorce, une réparation pécuniaire de celui qui, sciemment ou non, aurait ruiné, compromis sa santé et sa vie.

Le médecin aura peut-être à juger d'autres conséquences de la blennorrhagie, ainsi le cas très délicat, très difficile, au point de vue surtout du pronostic, le cas de l'infécondité possible par épididymite ; et l'on sent avec quelle prudence alors il devra prendre sa décision.

Ne serait-ce pas en un cas semblable, comme en celui encore d'une jeune fille qui aurait incomplètement subi l'ablation des ovaires, qu'une réunion et une consultation s'imposeraient entre médecins des deux familles, relevés du secret professionnel par les intéressés ?

La blennorrhagie peut donc aboutir à l'infécondité chez l'homme, comme aussi à la stérilité chez la femme ; et elle peut ainsi, mais plutôt rarement, intéresser la race.

Je le répète, on trouvera, dans ce livre de M. Jullien, une solution pour presque tous les cas, qui peuvent être en l'espèce soumis au jugement et à la décision du médecin ; et l'on y trouvera encore l'indication précieuse de bien des pièges qui parfois lui seront tendus, de bien des ruses masculines ou féminines qu'il importe de connaître, reconnaître et dépister; on y apprendra comment il faut quelquefois tout dire, et ne pas tout dire quelquefois, et même protéger un coupable, dans un intérêt supérieur au sien.

Et maintenant ajoutons que, le malade une fois prévenu de cette nécessité morale d'avoir, avant le mariage qu'il projette, à se confesser près d'un médecin, à lui tout avouer et à lui demander conseil, le médecin ne peut rien de plus que donner son avis et ses soins; comme le prêtre, il ne peut à aucun prix, même en des circonstances qui sembleraient lui en faire un devoir, ici, comme dans des cas plus graves, — où il s'agira de la syphilis, de la tuberculose, de la folie ou de quelque autre maladie nerveuse, par exemple, — rien révéler du secret de la confession.

Jamais donc nous ne devrons répondre à celui qui nous demande, fût-ce dans l'intérêt le plus sacré, quel est l'état de santé d'un malade soigné par nous. « Nous déclarerons dès le premier mot, dit M. Jullien, que notre devoir est de ne jamais parler, et nous insisterons (ce qui est fort important), sur l'erreur que l'on commettrait, en interprétant ce mutisme, sorte de formule officielle ou banale, dans un sens favorable ou défavorable. » Alors vous laisserez le crime se commettre ? Oui ; c'est odieux, mais cela doit être ainsi. Le prêtre parlerait-il, interrogé de même ? Donc, le secret médical jamais ne peut, ne doit être trahi ; et ne sent-on pas que, s'il en était autrement, il ne nous serait plus fait de confidences, ou l'on nous en ferait beaucoup moins, ce qui serait, à tous les points de vue, bien plus grave. Et en effet, au cas même où le crime est accompli ou s'accomplit, par suite de cette discrétion qui en parait complice, il vaut mieux encore, dans un intérêt général, que ce secret, nous l'ayons reçu, car nous aurions pu ne le pas recevoir, si l'on avait pensé que nous le devions trahir, et nous saurons du moins réparer quelque peu le mal qu'il nous fut interdit d'empêcher, en éclairant à nouveau le coupable, en le soignant et en protégeant sa victime, ce qui importe à eux-mêmes, et à tous.

Mais fréquemment alors des crimes seront donc commis que nous ne pourrons empêcher? Oui, je viens de le dire : prévenus d'un mariage entre une jeune fille connue, aimée de nous, et un jeune homme que nous soignons d'une grave maladie contagieuse, et qui ne voudrait pas, instruit de la gravité et de la contagiosité de son mal, malgré toutes nos instances, renoncer à la jeune fille ou à sa dot, voulues immédiatement par lui, avant sa guérison, nous ne pourrions ainsi ni parler ni agir ? Nous ne pourrions absolument rien, que faire peut-être ce qu'un jour fit le Dr Piogey, dans une circonstance qui était celle-là : il menaça le jeune homme d'un soufflet, d'un outrage publics, s'il voulait quand même achever son crime. Le moyen très chevaleresque, et fort à l'honneur de M. Piogey, réussit, mais n'en est-il pas un autre, qui pût être plus généralement employé? Non, un seul excepté, et qui n'existe pas, l'examen médical, moralement ou légalement exigé de tous ceux qui veulent se marier, moyen que M. Jullien paraît proposer aussi, qui jamais, me dit-on, ne saurait entrer dans nos mœurs, qui cependant pourrait y entrer un jour.

« Un billet de santé, dit M. Jullien, qui serait conçu de façon à réserver absolument le passé, et sous telle forme que l'on jugerait bonne, à la condition qu'elle fut claire, un médecin expert dans son art ne pourrait avoir aucune raison pour s'y dérober. En revanche il le refuserait à un sujet soit malade, soit incomplètement guéri, ou bien les termes en seraient restrictifs à tel point qu'il équivaudrait à un certificat de maladie : c'est tout ce que nous pourrions désirer. La révélation serait remise entre les mains de l'intéressé lui-même, pour en faire tel usage qu'il voudrait.

« Mais c'est surtout en faisant cesser bien des ignorances, que nous préviendrons le plus sûrement les méfaits et les catastrophes. L'universelle diffusion dans le public de ces données spéciales est la contre-partie nécessaire du secret qui nous est imposé dans chaque cas particulier.

« En leur apprenant ce qu'ils ignoraient, nous armons nous-mêmes les profanes contre nos réticences obligatoires. » Dr Jullien, *Blennorrhagie et mariage*[1]. (Baillière, édit.)

[1] Voir aussi sur ces questions de pathologie le *Traité de gynécologie* du Dr Pozzi (Masson, édit.)

II

LA SYPHILIS ET LE MARIAGE[1]

La gonorrhée n'était pas une maladie de la race. Les maladies que nous allons voir n'affectent pas l'individu seul, mais la race en lui, se transmettent ou font subir leur influence d'une génération à l'autre, sont un péril pour les générations à venir, contribuent à leur affaiblissement, à leur déchéance, font souffrir

[1] Je tiens au début de cette étude à rappeler tout d'abord les expériences si remarquables sur l'hérédité pathologique et sur certains phénomènes de la grossesse entreprises par M. le Dr Charrin. Ces expérimentations sont de premier ordre, et sont, très heureusement pour la science, continuées par lui, et par ses collaborateurs ou élèves.

Dès 1891, dans une communication à la Société de biologie, sur l'hérédité morbide, MM. Charrin et Gley annonçaient les résultats suivants. « Chez des femelles lapines hypervaccinées avec le virus pyocyanique, on put voir survenir des accidents multiples :

« 1° Expulsion avant terme de fœtus mort-nés, ou ne vivant que quelques heures ou quelques jours (ce fait a été vu dans une trentaine d'expériences) ;

« 2° Grossesse normale, petits en apparence bien portants

et mourir des êtres par l'unique faute de ceux qui les ont engendrés.

L'hérédité pathologique est une des lois terribles de la vie, et qui nous semble injuste et nous révolte, mais qui a son excuse et son droit en cette réalité, si bien vue déjà par quelques anciens, la durée de nous-mêmes par delà nous-mêmes, la persistance de notre être par

mais présentant bientôt une lenteur de croissance, avortement du développement général (faits plus rares). »

Depuis, de nombreuses constatations en ont été faites, et à l'heure actuelle on peut, d'après M. Charrin, donner la formule suivante :

« Quand on soumet les mâles et les femelles à des intoxications très lentes, très progressives, très prolongées, par des toxines (pyocyanique, tuberculeuse, diphtérique), on obtient la stérilité, l'avortement, la mortinatalité, le nanisme, des difformités variables. » Voyez *Influence de l'infection sur les produits de la génération*, par Charrin et Gley (*Comptes rendus hebdomadaires des séances et mémoires de la Soc. de biol.*, t. III, 9e série, 1891). — *De l'hérédité*, par les mêmes (t. IV, 9e série). — *Influence des maladies de la mère sur le développement de l'enfant*, Charrin et Naber (t. IV, 9e série). — *Influences expérimentales héréditaires* (Acad. des Sc., 6 nov. 1893). — *Arch. de phys.* (1893-1895), *à propos de l'influence sur la descendance*, Charrin et Gley (t. IV, 9e série, 1895).

J'emprunte ces communications à une leçon clinique de M. le professeur Pinard, reproduite par le *Bulletin médical* du 7 novembre 1898. Je signale aussi l'excellent travail de M. le Dr Le Gendre : *l'Hérédité et la pathologie générale*, dans le *Traité de pathologie générale* du professeur Bouchard (Masson, édit.). Je m'en suis souvent inspiré.

delà notre être, c'est-à-dire en nos descendants.

L'homme ne vit ni ne meurt seul ; il se continue en ceux qui naissent de sa chair, de son esprit, de son âme : et de là cette responsabilité, dont la science nous fera chaque jour plus conscients, et qui de tous nos actes rayonne plus loin que nous ne le voyons ou pensons, dans le temps et l'espace.

Les Hindous avaient compris que c'était le même homme qui durait, se continuait d'une génération à l'autre, et il était par là logique et nécessaire, qu'il pût de sa faute être puni en ses enfants, si cruelle que fût cette loi nécessaire : mais à la cruauté la nature reste indifférente, et peut-être ne nous est-il permis que de réclamer un peu de logique à ses lois.

Aux yeux des Hindous, chaque être par tous ses actes, par ses différents états, par ses vertus ou par ses vices, par ses énergies ou par ses faiblesses, par ses accroissements ou ses déchéances, par sa santé, sa force ou par ses maladies, prépare donc, crée journellement sa propre vie à venir, et celle de l'être à venir, qui après sa mort le continuera : idée vraie, aussi vraie pour les nations que pour les individus. C'est donc nous, encore une fois, qui créons à chaque heure la santé ou la maladie de l'homme futur qui est en nous, qui sera *nous*, pendant toute la durée de notre évolution vitale, qui sera *nous* encore après nous, c'est-à-dire la santé ou la maladie de l'être qui tiendra de nous sa naissance.

C'est la fameuse théorie hindoue, surtout bouddhique du *Karman* ; c'est l'idée du très beau drame d'Ibsen, *les Revenants*, où cette théorie de l'hérédité prend une expression si tragique, et qui, sous une forme toute moderne, comme scientifique, reproduit l'impression terrible, l'horreur sacrée de la fatalité antique, du *Fatum* ou de l'*Anankè*.

Cette idée, la science la confirme toujours plus ; et féconde sera la notion établie par elle de l'hérédité dans les maladies.

M. le professeur Fournier a magistralement traité, en plusieurs de ses livres, la question de la syphilis dans le mariage et des maladies syphilitiques héréditaires. Il a montré, et de quelle façon précise, souvent terrifiante, on le sait, le virus du syphilitique infectant sa femme, infectant dans leur germe son enfant ou ses enfants à venir, parfois ses petits-enfants : et il a montré le syphilitique dangereux pour son entourage, puis quand le mal semble passé, est oublié, tard, très tard, encore dangereux pour lui-même et les siens, parce que des accidents tertiaires, de la moelle ou du cerveau, soudain pourront ruiner sa santé, sa situation, sa fortune, entraîner dans la catastrophe sa famille entière avec lui [1].

M. Fournier a donc montré la pauvre jeune femme infectée, et plusieurs de ses observations rappellent l'horreur de ces contagions, quelques-unes criminelles, celle entre

[1] Un artiste peintre, plein de talent et d'avenir, se marie après une syphilis insuffisamment traitée. Tout va pour le mieux pendant quelques années. Les tableaux se vendent, le ménage prospère et s'enrichit d'un enfant. Puis survient chez le mari une affection des yeux, qui trop tardivement attaquée par la médication spécifique se termine par une cécité complète. Conséquence : famille ruinée, tombant dans l'indigence, et forcée de s'inscrire au bureau de bienfaisance pour ne pas mourir de faim!

M. Fournier cite plusieurs drames aussi sombres ou plus sombres encore que celui-là. Professeur Fournier, *Syphilis et Mariage* (Masson, édit.).

autres d'un mari qui ne fait pas soigner sa femme, « de peur d'éveiller les soupçons[1] ». Puis il montre la femme enceinte, — c'est le second acte du drame — et il révèle à quel

[1] Les syphilis graves chez la femme ne sont pas des raretés. « J'ouvre mes cahiers de notes, dit M. Fournier, et je trouve par exemple ces observations :

« Ici, une jeune et jolie femme fut absolument couturée et défigurée par une syphilide tuberculo-ulcéreuse; là, une autre perdit le nez par le fait d'une syphilide semblable; une troisième perdit le voile du palais; une quatrième fut affectée d'un véritable phagédénisme osseux des fosses nasales, et prise d'un effroyable ozène, qui la séquestra pour trois ans; une cinquième et une sixième restèrent hémiplégiques à la suite d'accidents cérébraux d'ordre spécifique; une huitième mourut d'une syphilis maligne, de forme dénutritive et consomptive, etc.

« Il y a une dizaine d'années, j'ai eu le spectacle d'une malheureuse jeune femme convertie en un véritable *monstre* par le fait d'une syphilide phagédénique. Le visage — ou, disons mieux, ce qui restait du visage, — n'était qu'une nappe *cicatricielle* irrégulière, bridée, anfractueuse, abominable. Du nez, pas de vestige; à sa place un antre béant, comme sur une tête de mort... etc. Or de qui cette jeune femme tenait-elle la syphilis? D'un misérable doublé d'un imbécile qui n'avait pas craint d'aborder le mariage en *pleine explosion secondaire*, et qui de plus avait jugé bon de ne pas faire traiter sa femme « pour ne pas éveiller les soupçons. » (Fournier, *Syph. et Mar.*)

« Tant de femmes contaminées par un mari jadis malade et soi-disant guéri, resteront pour leur vie si misérables et si infirmes, qu'il serait juste de prendre certaines mesures pour empêcher cela : une peine, par exemple, pour ceux qui propagent la maladie, et pour ces malades l'interdiction de contracter mariage tant qu'il n'a pas été clairement démontré par un médecin spécialiste qu'il n'y a plus aucun risque de contagion. » (Dr Hegar, *Deutsche Revue*, janvier 1900.)

degré le virus syphilitique est fœticide ou infanticide, combien chez la femme, même non contagionnée, sont fréquentes les séries des avortements, des accouchements prématurés d'enfants morts ou moribonds.

La syphilis de la mère étant plus nocive toujours, ce qui est aisé à comprendre, que la syphilis paternelle, plus grave, doublement grave sera donc la syphilis double de la mère et du père[1].

Mais la femme du syphilitique peut rester indemne de la syphilis, et mettre au monde un enfant sain, en apparence du moins ; ou demeurée indemne, elle avorte, ou elle accouche d'un enfant mort, ou vivant, mais syphilitique[2]; ou

[1] Fournier cite le cas d'une femme mariée à un homme sain, qui a d'abord deux beaux enfants, vivant encore ; elle reçoit la syphilis de son mari, et un an après accouche d'un enfant syphilitique qui succombe à trois mois. Elle devient veuve, se remarie avec un homme sain ; elle a de lui six enfants, qui meurent tous syphilitiques, entre six semaines et neuf mois.

Dans l'hérédité maternelle syphilitique, sur 414 grossesses, M. le Dr Le Pileur a trouvé à Lourcine 295 morts, 3 morts sur 4 naissances.

[2] « Hutchinson a relaté la navrante histoire d'un médecin qui, ayant contracté la syphilis, se crut en état de se marier trois à quatre ans plus tard, bien que n'ayant subi qu'un traitement de six mois. Sa femme (qui, je n'ai pas besoin de

la femme non contagionnée par son mari l'est par son enfant, ce que nient quelques-uns, et par lui devient syphilitique : voilà pour la femme, pour la mère ; et voici pour l'enfant.

Quand donc l'enfant n'est pas mort *in utero*, et il l'est trop souvent, il peut du fait de la syphilis paternelle ou maternelle, ou de la syphilis double du père et de la mère, naître syphilitique, et sa syphilis sera précoce ou tardive, et mortelle ou non ; ou l'enfant n'est pas syphilitique, mais il meurt cependant, et peu de temps après sa naissance par une sorte d'inaptitude à la vie ; ou il survivra et n'aura pas d'accidents qui soient franchement syphilitiques, mais il aura des accidents précoces ou tardifs de parasyphilis, comme M. Fournier les a heureusement dénommés, accidents qui ne sont pas de la syphilis, mais qu'il faut certainement rattacher encore à l'infection originelle, et qui certainement ne sont dus qu'à elle,

le dire, fut attentivement surveillée par lui, resta indemne de tout accident. Elle devint enceinte 11 fois, et elle eut : d'abord 2 enfants mort-nés, puis 2 enfants syphilitiques, qui moururent de syphilis ; puis 7 enfants survivants, mais tous affectés de syphilis héréditaire. » (Fournier, *Syph. et Mar.*)

Le germe alors aura été impressionné plutôt que directement infecté par le virus, et l'enfant, dans son évolution, dans son développement *in utero* ou *post uterum*, offrira plus ou moins tôt des stigmates de dégénérescence, une déchéance générale ou partielle ; et de cet enfant, qui naît et survit sans apparence de syphilis, l'hérédité morbide cependant aura fait un être caduque, et que parfois, peu de temps après sa naissance, l'on verra s'éteindre comme un petit vieillard ; elle aura de lui fait un avorton, un être sans force ni résistance, qui succombera au moindre choc, à la moindre atteinte de la maladie ; ou l'enfant vivra, se développera, mais avec ces tares, ces stigmates, que M. le Dr Ed. Fournier, reprenant et développant des idées, des indications, ou des travaux de son père, a longuement et si bien étudiés et décrits dans sa belle thèse inaugurale : *Les stigmates dystrophiques de l'hérédo-syphilis* (Rueff, édit.).

Ces dystrophies seront partielles, porteront sur le crâne, le système dentaire, les maxillaires; ou elles seront oculaires, nasales, auriculaires; ou elles produiront le bec-de-lièvre; ou rachidiennes, elles créeront la scoliose, le spina bifida; ou elles affecteront le thorax, le bassin, les membres, causant par exemple des luxations congénitales de la hanche ou des pieds bots[1]; ou elles affecteront le cerveau, et seront dès lors plus ou moins fatales au développement intellectuel[2]; ou elles affecteront la moelle, le cœur, les vaisseaux, l'appareil digestif, l'appareil génital; ou ces dystrophies seront d'ordre général, et l'hérédo-syphilitique présentera de la débilité native, de l'infantilisme, du rachitisme, des exostoses[3], et le

[1] Le professeur Lannelongue a montré les rapports du pied bot et de la luxation congénitale avec la syphilis. (*Quelques exemples d'anomalies congénitales. — Archives gén. de méd.*, 1883); voir aussi sur les pieds bots et sur la luxation congénitale de la hanche les travaux de M. le Dr Kirmisson, et son *Mémoire* lu au congrès international de Rome. (*Revue d'orthopédie*, 1894.)

[2] « Enfant d'un père et d'une mère syphilitiques, qui naît après deux enfants syphilitiques, rapidement frappés de mort. Ce troisième enfant a un développement physique incomplet; à douze ans il paraît en avoir six; vers sa treizième année, il devient inintelligent, obtus, désapprend le peu qu'il savait, a peine à trouver ses mots, tombe dans une sorte de torpeur. Puis éclate une crise d'encéphalo-méningite, et aujourd'hui, l'enfant est un *idiot*. » Fournier. *Syph. et Mar.*

[3] *Observation du Dr Clado*, citée par E. Fournier. — Exos-

gigantisme et le nanisme pourront être des manifestations encore de cette hérédité pathologique et de la déviation imprimée par elle à l'évolution normale.

L'hérédo-syphilis fera naître, par dystrophie toujours, des prédispositions à des accidents du système nerveux, telles que des convulsions, des méningites apparaissant de bonne heure chez l'enfant ; ou à des affections parasyphilitiques plus tardives, dont elle est certainement l'origine tout aussi bien que la syphilis acquise, telles que le tabes, la paralysie générale, la maladie de Little, l'épilepsie, l'hystérie, la neurasthénie[1], et surtout, la

toses multiples de croissance chez un hérédo-syphilitique, avec indolence absolue, ectopie des testicules et phimosis.

[1] *Observation de M. le professeur Tarnowsky.* — Homme syphilitique à vingt-sept ans, marié six ans plus tard, après un traitement presque nul ;

Femme demeurée saine, d'excellente santé, sans tare héréditaire ;

11 grossesses :

1re grossesse : enfant venu à terme ; convulsions ; mort à dix-neuf mois d'accidents méningitiques.

2e grossesse : enfant venu à terme, ayant aujourd'hui dix-huit ans ; hystéro-épileptique.

3e grossesse : enfant venue à terme ; développement très lent ; intelligence médiocre : apathie (mariée à vingt-deux

scrofulo-tuberculose, qui est l'une de ses conséquences les plus graves, « les microbes pathogènes de la bacillose trouvant par elle, dit M. le professeur Fournier, un terrain préparé, un milieu de culture favorable à leur germination ».

L'on imagine ce qu'une telle énumération suppose de douleurs chez les êtres que les fatalités de leur naissance ont voués à ces infirmités, à ces monstruosités, à ces laideurs, ou à ces maladies longues, à ces agonies, à ces morts, et ce qu'elle suppose aussi de souffrances et d'angoisses chez ceux qui les ont fait naître,

ans, a eu deux enfants, l'un mort de convulsions, l'autre à sept mois, hydrocéphale.

4e grossesse : enfant rachitique et hystérique.

5e grossesse : enfant bien portant jusqu'à présent.

6e grossesse : enfant venu à terme ; développement très lent. N'a appris à lire et à écrire qu'à douze ans. Resté enfantin. Suicide à dix-neuf ans.

7e grossesse : enfant mort à vingt-deux mois d'accidents méningitiques.

8e grossesse : enfant mal développé, qui perd toutes ses dents à l'âge de six ans.

9e grossesse : fausse couche de sept mois ; enfant macéré.

10e grossesse : fausse couche de trois mois.

11e grossesse : enfant né avant terme, dents d'Hutchinson ; crâne natiforme ; oreilles très écartées, insérées bas ; mâchoire inférieure saillante. Cité par Ed. Fournier, *les Stig. dyst.*

pour peu qu'ils aient dans l'âme quelque sensibilité, quelque pitié, quelque amour, et la conscience de leur responsabilité, de leur culpabilité possibles !

Mais ce n'est pas tout : l'influence nocive, et si souvent meurtrière, de la syphilis sur le fœtus et l'enfant se poursuivrait dans l'hérédo-syphilis, qu'il faudrait compter parmi les causes de l'avortement ou de l'accouchement prématuré chez l'hérédo-syphilitique ; elle se poursuivrait donc sur la seconde génération.

Oui, la syphilis peut porter jusque-là son influence maligne. M. le Dr Barthélemy[1] a

[1] *Observation résumée de M. le professeur Tarnowsky.* — Grand-père syphilitique. Son fils, hérédo-syphilitique avéré, se marie à une jeune fille parfaitement saine, issue d'une famille remarquable par sa longévité et l'absence de toute tare. 11 grossesses, sur lesquelles 8 enfants mort-nés et 3 nés vivants, dont : un hystéro-épileptique, un mort de tuberculose, un affecté de goitre. (*Prostitution and abolitionismus*, Hambourg et Leipzig, 1890.) Cité par Ed. Fournier. *Stig. dyst.*

Observation de M. le Dr Gilles de la Tourette. — Sujet hérédo-syphilitique : femme saine, six enfants.

1re grossesse : fille qui meurt de méningite à un an et demi ;

2e grossesse : garçon mort à un an ;

3e grossesse : fausse couche à cinq mois ;

4e grossesse : garçon, mort de péritonite subaiguë à douze ans ;

5e grossesse : fausse couche à six mois ;

rappelé, a démontré le réalité de ces faits

6e grossesse : fille qui survit, mais débile et très nerveuse.

(Gilles de la Tourette. *La syph. héréditaire de la moelle. Nouv. iconog. de la Salpêtrière*, 1896.)

Observation du Dr Barthélemy. — Hérédo-syphilis de 2e génération. Dystrophies multiples : 1e grand-père syphilitique et mort de syphilis (ostéite naso-cranienne ; lésions méningo-encéphaliques consécutives ; ramollissement cérébral symptomatique) ; 2e fille hérédo-syphilitique ; première dentition mauvaise, à constitution tardive ; retard de la seconde dentition ; retard des règles ; dents permanentes dystrophiées, petites, mal formées, atypiques, mal plantées, écartées, etc. ; kératite interstitielle ; lésions des oreilles ; ostéo-arthropathies ; hypertrophie chronique du foie ayant duré de onze à quinze ans ; albuminurie sans scarlatine pendant dix-huit mois ; dilatation des bronches avec catarrhe chronique, sans bacilles tuberculeux.

Mariée à dix-neuf ans avec un jeune homme exempt de syphilis.

Trois fausses couches à trois, cinq et sept mois.

4e grossesse donnant naissance à un enfant qui survit.

Cet enfant est actuellement âgé de cinq ans ; croissance lente ; parole et marche tardives ; anémie, avec chairs molles ; tête énorme avec saillies anormales, qui lui donnent une forme étrange ; asymétrie cranienne et faciale, avec hypertrophie du côté droit, où l'on apercevait dans la première année, cette exagération du réseau veineux sous-cutané, signalée par Fournier ; dents petites, striées, déformées ; foie gras ; intelligence assez nette, mais lente. Cité par E. Fournier, *les Stig. dyst.*,

Observation de M. le Dr Etienne. — Quinze grossesses ; hérédité syphilitique de 2e génération ; avortements multiples ; dystrophies diverses ;

Syphilis certaine chez la grand'mère, morte d'une carie syphilitique du crâne;

Syphilis certaine chez le fils de cette femme (aphasie, troubles mentaux, céphalie persistante, mort par une chute, à la suite d'un vertige).

dans une intéressante communication lue par lui au Congrès de Moscou, et aussi dans son livre : *Syphilis et santé publique*.

Fournier et Lannelongue avaient déjà observé et fait voir qu'un générateur sain peut engendrer, par une influence médiate, ancestrale, une tare dont l'origine aura été par exem-

Sa femme était saine ; elle eut quinze grossesses :

1re grossesse : fille bien portante, morte à un an par accident;

2e grossesse : avortement à deux mois;

3e grossesse : fille, actuellement âgée de dix-huit ans : fausse méningite à onze ans ; troubles mentaux, améliorés par les frictions mercurielles ;

4e grossesse : garçon, n'a commencé à parler qu'à trois ans ; a encore, par moments, des troubles de la parole ;

5e grossesse : fille, seize ans ; graves accidents nerveux, améliorés par injections mercurielles;

6e grossesse : garçon, quinze ans. Céphalées continuelles, améliorées par l'iodure de potassium;

7e grossesse : fausse couche ;

8e grossesse : fille morte à cinq ans, à la suite d'accidents buccaux, ayant détruit rapidement les joues et la bouche ;

9e grossesse : fausse couche à trois mois ;

10e grossesse : fille âgée de onze ans, a perdu la vue ;

11e grossesse : fille de onze ans, née à terme, mais dans un état de desquamation complète. A six ans, éruption fessière, ayant laissé des cicatrices ; ulcération du voile du palais ; anomalies dentaires ;

12e grossesse : fausse couche à six semaines;

13e grossesse : fille âgée de six ans; céphalées fréquentes ;

14e grossesse : fausse couche à deux mois;

15e grossesse : fille âgée de quatre ans, bien portante. Dents écartées les unes des autres. — *Ann. de derm. et de syph.*, 1894.

ple la syphilis d'un grand-père, et que des caractères latents sont ainsi transmissibles; qu'un enfant donc affecté d'une dystrophie, d'une malformation, d'une monstruosité, ne la devra pas toujours à son ascendant direct, mais pourra la devoir à des ascendants éloignés; enfin, que ce qui est héréditaire, c'est moins telle ou telle dystrophie ou déviation, qu'une tendance à la déviation ou à la dystrophie, générale ou partielle, c'est-à-dire que le plus souvent, là encore, l'hérédité sera non similaire, mais hétéromorphe.

Le livre de M. le Professeur Fournier, *la Syphilis et le mariage*, est comme celui de M. Jullien, un livre de casuistique aussi bien précieux pour le médecin, énumérant presque tous les cas où par l'apparition, par l'explosion de la syphilis, celle du mari ou de la femme, avant ou pendant le mariage, et avant tout projet de mariage, ou après que le mariage est projeté, décidé, ou que le jour en est fixé, ou la veille, ou quelques heures, quelques jours après la célébration, ou plus tard, en pleine famille, le médecin doit intervenir, remplir son rôle ici plus que jamais délicat et grave, faire de la diplomatie et de la thérapeutique, pour la protection de l'individu, de la famille, de la société, de la race, — et l'on devine en quel imbroglio parfois de situations dramatiques !

Le livre de M. Fournier est le meilleur des guides en des chemins où s'avancer, se tenir est difficile, et, pour les décisions à prendre en bien des cas, je ne connais pas de conseiller plus sûr.

Mais de ces décisions la plus grave encore est celle-ci : nous avons vu les méfaits de la syphilis, et après l'effrayant tableau de tous les périls venant d'elle et que nous venons de rappeler, la question se pose : un syphilitique peut-il se marier ? et s'il le peut, quelles précautions doit-il et doit-on prendre, quelles défenses contre les dangers qu'il fait courir aux autres et à lui-même, en l'état nouveau où il désire entrer ? En un mot que doit-on exiger de lui, avant qu'il soit mari ou soit père de famille ?

Des médecins, trop radicaux selon nous, interdiraient le mariage à tout syphilitique, et même quand la syphilis serait ancienne. Il paraît prouvé cependant, et par de très nombreux exemples, et déjà par la persistance de la race humaine, que tous les syphilitiques ne condamnent pas leur descendance à la dégénérescence ou à la mort. L'on me répond : l'humanité, mais aussi par ces mariages, ces croisements entre malades, dégénérés et fous, elle est telle, qu'à tout prix vous-même en appelez, en voulez une autre. J'en conviens; cependant je ne crois pas qu'il faille pousser l'intransigeance jusque-là; je crois qu'entre Alceste et Philinte, l'un avec ses excès de rigueurs, l'autre avec ses excès de complaisances et de faiblesses, dont les conséquences, je le reconnais, sont fort graves, il y a place pour un troisième personnage, de juste milieu. Volontiers ainsi j'inclinerais vers la solution de M. Fournier, qui depuis quelque temps du reste a plutôt penché vers la sévérité, n'autorisant le mariage, non plus comme autrefois seulement après quatre ans, mais après cinq ans de surveillance et de médications continues."

Voici son opinion que je rappelle, et telle qu'il la résume en son livre :

Oui, un syphilitique est admissible au mariage, mais à cinq conditions :

1° Absence au moment où il se marie de tout accident spécifique ;

2° Age avancé de sa diathèse ;

3° Période plus ou moins longue d'immunité absolue à la suite des dernières manifestations spécifiques ;

4° Caractère non menaçant de la maladie ;

5° Traitement spécifique qui aura été suffisant.

Mais la syphilis, que l'on croyait éteinte ou morte, ne l'était pas, le mariage est fait, la femme est enceinte, contagionnée ou non ; et l'infection ou l'influence de la syphilis se révèle sur le fœtus ou l'enfant : c'est alors que le médecin intervient encore pour la protection de la famille et de la race, et que sa protection est souvent le plus heureusement, on le sait, le plus étonnamment efficace.

La médication antisyphilitique prolongée prescrite aux parents avant la conception, et à la mère pendant la grossesse encore, certainement peut conjurer l'action du virus ou de la syphilo-toxine sur le germe, action qui produit, comme nous l'avons vu, les avortements, les accouchements prématurés d'enfants morts ou moribonds, les naissances d'enfants syphilitiques, ou sans syphilis, mais plus ou moins gravement dystrophiés.

Je pourrais rappeler de nombreuses observations à ce sujet, et très probantes de M. le professeur Fournier : je ne citerai que celle-ci de M. le professeur Pinard.

Une femme, grande multipare, est venue accoucher cinq fois dans son service. Après les deux premières grossesses, enfants vivants, aujourd'hui encore bien portants; leur père était sain. Entre en scène un syphilitique: troisième grossesse, expulsion d'un enfant mort et macéré; quatrième grossesse : même dénouement ; deux ans après, cinquième grossesse, — mais pendant toute la durée, la femme s'est soumise au traitement spécifique : — enfant de 4 000 grammes avec un placenta de 650 grammes, un gros enfant ; en 1899, sixième grossesse, — et un autre facteur est intervenu, le temps, qui lui aussi atténue la nocivité du virus : — le dernier enfant naît comme l'autre, bien portant et vivant.

Donc deux facteurs, et M. le professeur Fournier l'a démontré, le traitement d'abord, le temps aussi, agissent très heureusement contre le mal : mais nul n'est juge que le médecin de leur efficacité, de leur puissance, de l'état de santé où se trouve par eux le syphilitique, et c'est à lui toujours que le syphilitique devra recourir, en dernière comme en première instances, pour savoir s'il a le droit au mariage et droit à la procréation.

Ainsi du jour où soit la syphilis, soit l'hérédo-syphilis apparaissent dans une famille, la protection du médecin y doit être comme en permanence ; et l'on a vu combien son secours peut être énergique et précieux, son rôle important toujours.

Voici un exemple encore de sa légitime et nécessaire autorité : un enfant naît syphilitique, et sa mère est saine ; on sait la loi de Coles : « Une mère, qui a mis au monde un enfant syphilitique, même restée sans contagion, ne peut être contagionnée par lui », comme si contre la syphilis elle avait été vaccinée pendant la grossesse par le sang de son enfant malade. Le médecin interviendra de nouveau, dira qu'à aucun prix cet enfant ne doit prendre le lait d'une autre nourrice que sa mère[1] ; et le médecin imposera l'allaitement maternel,

[1] Un jeune homme contracte la syphilis et vient réclamer mes soins, raconte M. Fournier ; quelques mois plus tard, encore affecté d'accidents secondaires, il m'annonce qu'il se trouve engagé « presque malgré lui » dans un mariage et qui doit être très prochain. J'insiste énergiquement pour le faire renoncer à son projet ; il se marie et je ne le vois plus pendant un certain temps.

Après quelques mois, il accourt chez moi dans un véritable état d'affolement. Il a contagionné sa femme, me dit-il, et pour elle il vient demander mes soins. Je trouve en effet cette jeune femme en plein état de syphilis. Je prescris un traitement, une hygiène, et surtout je recommande expressément au mari d'éviter à tout prix, en pareille situation, la possibilité d'une grossesse. Deux mois plus tard, la jeune femme devient enceinte. Je la traite alors avec d'autant plus d'énergie et j'évite l'avortement. Puis, lorsque je crois pouvoir obtenir un accouchement à terme, j'énonce l'obligation absolue pour la mère d'allaiter son enfant. Du moins, dis-je au mari, faites en sorte d'évi-

s'il n'est pas absolument impossible, le proclamant une fois de plus du reste bien supérieur à tout allaitement artificiel, comme M. Pinard avec tant de raison ne cesse de le répéter chaque jour.

J'arrive à la question, pour l'hérédo-syphilitique, de son admissibilité au mariage. Ici la réponse du médecin certainement n'est pas difficile, quand il est en face de stigmates graves, mais peut l'être en bien des cas, et extrêmement, comme elle l'est si souvent en face de toute autre hérédité morbide. Dans

ter un troisième malheur. Gardez-vous de confier votre enfant à une nourrice, car il est très probable que cette nourrice recevrait de lui la vérole.

Quelques mois s'écoulent sans que je revoie cette famille. Puis, un jour, reparaît le père, m'amenant : 1° son enfant couvert de syphilides, et 2° une nourrice à laquelle cet enfant avait été confié ! Ainsi que je l'avais prévu, cette nourrice avait été contagionnée. En résumé, triple transgression des avis médicaux et triple désastre : infection d'une jeune mariée, naissance d'un enfant syphilitique, contamination d'une nourrice. (Fournier. *Syph. et mar.*)

Rien n'est dangereux comme un enfant syphilitique pour son entourage ; M. Fournier cite les cas de grand-père et de grand'mère contagionnés par leurs petits-enfants ; et les cas aussi de nourrissons qui contagionnent leurs nourrices ; l'une d'elle contagionne son enfant, un autre nourrisson, puis son mari ; et une autre, trois nourrissons, qui infectent leurs mères, et ces trois mères, leurs trois maris. (Fournier. *Syph. et mar.*)

la syphilis, comme dans la tuberculose ou l'alcoolisme, je suppose, il est impossible de relever et d'éclairer tous ces cas d'une casuistique très délicate ; la réponse du médecin ne relèvera que de sa science et de sa conscience.

Ainsi pour tout syphilitique ou hérédo-syphilitique, qui se veut ou que l'on veut marier, l'examen médical, librement consenti, en attendant qu'un jour peut-être il soit exigé par la loi, est une obligation des plus hautes, absolument nécessaire, et à laquelle vraiment nul n'a plus le droit de se soustraire [1].

[1] Un jeune homme syphilitique depuis neuf ans, n'ayant présenté que des accidents spécifiques légers et ne s'étant jamais traité que d'une façon très insuffisante, éprouve subitement des phénomènes d'ordre cérébral ; un jour, son bras gauche, sans être paralysé, est comme engourdi « à demi mort ». Traitement spécifique énergique ; il guérit de ces accidents. L'année suivante, retour de symptômes du même genre ; à plusieurs reprises, embarras subit de la langue, avec bredouillement, bégaiement, difficulté pour trouver et articuler les mots. Nouveau traitement de même ordre ; tout disparaît, le malade m'écrit alors pour me consulter au sujet d'un mariage qu'on lui propose. Je lui conseille énergiquement de ne point donner suite à son projet. Néanmoins il passe outre et se marie. Or dix jours après son mariage, il est repris soudainement d'accidents cérébraux de la plus haute gravité ; ictus apoplectiforme, hémiplégie, amnésie complète, troubles intellectuels etc. En dépit du traitement, tous ces phénomènes s'aggravent

L'on me dira : mais vous ne parlez que du mariage, et vous oubliez tous ceux qui procréent en dehors de lui. Je ne les oublie pas ; et le même argument et ma réponse s'appliqueront à tous ceux tuberculeux, alcooliques, ou fous, qui ne se marient pas non plus et procréent. D'abord, j'établis un principe qui doit tôt ou tard être porté à la connaissance de tous ; et cette connaissance pourra faire déjà quelque bien. Une loi que l'on établit et promulgue, ou de même, comme ici, une question

et il meurt dans la démence six mois plus tard. Encore une observation semblable :

Un jeune homme a la syphilis. Accidents légers au début. Traitement mercuriel de quelques mois ; tout s'évanouit, il se croit hors d'affaire.

Six mois plus tard environ il se marie malgré la défense d'un médecin.

Sa jeune femme devient enceinte presque aussitôt ; vers le quatrième mois de sa grossesse, elle présente des signes non douteux de syphilis secondaire. Elle avorte au sixième mois.

L'année suivante, deux autres grossesses ; à la première, avortement à cinq mois. A la seconde, accouchement presque à terme d'un enfant syphilitique et qui succombe dans les vingt-quatre heures.

Quinze mois plus tard, quatrième grossesse. Accouchement à huit mois d'un enfant mort-né.

Traitement toujours très irrégulièrement suivi par le mari et par la femme. Dix ans plus tard, chez le mari, encéphalopathies pécifique et mort. (Fournier. *Syph. et mar.*)

posée, un principe, une vérité reconnus, c'est l'attention nettement appelée sur un danger et sur une protection. Avant la loi, c'était le désordre ; après elle, c'est un essai d'ordre, le commencement d'un peu d'ordre, d'un état meilleur ou qui tend à le devenir. La loi sans doute n'a jamais la portée qu'il lui faudrait avoir, que l'on voudrait pour elle ; beaucoup lui échappent ; mais beaucoup d'autres lui obéissent, ou seraient tentés de lui obéir, ou auront quelque remords de ne l'avoir pas fait ou de ne le pas faire ; et tout cela est nouveau, et plutôt salutaire, et parfois efficace. Après tout, les enfants légitimes sont encore en majorité ; il en naît 3 sur 1 illégitime à Paris ; 9, je crois, sur 1 illégitime en province.

La protection du mariage importe donc et gravement toujours à la race ; et ne voit-on pas que ces idées entrées dans la pratique relèveraient singulièrement l'institution du mariage, puisque la sélection ainsi opérée par lui donnerait une supériorité sociale évidente, cette fois très réelle, vraiment indéniable, à la famille légitime sur la famille illégitime, faisant peu à peu celle-là forcément plus saine, plus intelligente, plus belle, dès lors plus forte, et mieux douée, mieux armée pour le combat de la vie? Sinon, je comprends moins bien la légitimité de l'enfant légitime, en réalité conçu dans les mêmes conditions que l'autre, sans nulle préparation ni précaution, sans nuls soins donnés à sa conception, sans nulle sélection qui le fasse naître différemment de l'illégitime, et lui crée de la sorte une supériorité possible, physique, intellectuelle, morale. En face des attaques dirigées par la gauche féministe, et par d'autres que les femmes, contre l'institution du mariage et les droits de l'enfant légitime, on doit comprendre toute l'importance de l'idée que je viens d'indiquer ici, mais sans la vouloir développer.

Je sais que toute question est infiniment complexe et que d'abord et sans doute il faudrait diminuer la syphilis, et qu'ainsi la question de sa prophylaxie domine tout.

Et pour cela j'appelle aussi de tous mes

vœux la formation contre elle d'une ligue, comme celles qui s'attaquent ardemment aujourd'hui à la tuberculose ou à l'alcoolisme, m'étonnant qu'elle n'existe pas encore, ne fût-ce que pour faire face et barrer le chemin à certaines associations venues d'Angleterre et de Suisse, et qui protestent pour la propagation libre, la liberté et l'extension de la syphilis par l'entière liberté de la prostitution.

III

LA TUBERCULOSE ET LE MARIAGE

150.000 morts environ chaque année, 1 million 500 mille morts en dix ans, tel est le tribut que la France, malgré quelque progrès de son hygiène, paie encore à la tuberculose. Et le plus souvent la tuberculose frappe des êtres jeunes, à l'âge même de la reproduction ; elle est donc toujours, et avec l'alcoolisme dont nous parlons plus loin, l'un des facteurs puissants de notre dépopulation. Maladie de l'individu et de la race, elle est pour l'humanité un fléau plus redoutable qu'aucune peste ne le fut jamais ; aucune peste, aucune épidémie : choléra, variole, fièvre jaune, peste bubonique, n'a tué, ne tue autant d'êtres que cette endémie, dont l'habitude a comme atténué l'horreur. Et c'est depuis trop peu d'années que l'on commence à la vouloir combattre et éviter, puisqu'elle est une des maladies *évitables*.

La mort sans doute est nécessaire à la vie, l'inutile souffrance le serait moins, et la dégénérescence ne l'est pas ; or, la tuberculose, qui tue, fait souffrir aussi, et inutilement, je le crois, sans nul résultat moral, beaucoup d'êtres [1], des enfants d'abord ; et la tuberculose en plus, par les survivants qu'elle laisse, contribue à l'affaiblissemnet, à la dégénérescence, à la décadence de la race.

La bacillose, je l'admets, est pour la nature une de ses façons larges de procéder à l'élimination, à l'enlèvement de ses déchets, et, la nature faisant sans cesse parmi les vivants une sélection des plus vivants, des mieux doués pour la vie, la bacillose est un de ses moyens très simples de procéder à la destruction des faibles. Certains optimistes ne sont pas loin de reconnaître un ordre

[1] Je dis cela, car on a prétendu que toute souffrance était bonne par le bien moral qu'elle apporte.

admirable en ces grandes purifications par la mort.

Il faut sans doute ces purifications ; mais la méthode m'en paraît cependant un peu trop cruelle et brutale ; cet ordre magnifique ainsi fait de désordres, je ne me sens pas capable de l'admirer *en bloc ;* je me demande si tous les désordres qui l'ont rendu et le rendent ainsi nécessaire ne pourraient pas être évités dans l'avenir, et l'on reconnaîtra que, ces procédés de la nature étant monstrueusement féroces, peut-être avons-nous le droit et le devoir d'en rechercher d'autres plus *humains*, en vue de les substituer aux siens, pour protéger et sauver de même la santé, la force, les énergies de l'espèce.

D'après Brehmer, de *Görbersdorf*, Detweiler, de *Falkenstein*, un tiers ; d'après d'autres médecins, la moitié des affections tuberculeuses — et une sur deux me semble excessif, — serait héréditaire. Nous tenant aux estimations de Brehmer et de Detweiler, sur les 150.000 tuberculeux mourant chaque année en France, il y en a donc 50.000 environ

devant ainsi la mort aux tuberculeux qui leur avaient donné la vie. Sommes-nous absolument désarmés devant de telles fatalités, et les faut-il à jamais subir ?

Dans la tuberculose il y a, comme dans la syphilis, ou transmission directe congénitale, — mais ceci est très douteux — le bacille du père étant par le spermatozoïde transmis à l'ovule, et celui de la mère à travers le filtre placentaire infectant le germe et le fœtus pendant la durée de la vie intra-utérine ; ou, ce qui est plutôt la règle, il y a seulement transmission d'une altération organique profonde, d'une vitalité affaiblie par les toxines de la tuberculose, et cette déchéance vitale et ce terrain mauvais que reçoit l'enfant le prédisposent à la contagion du bacille de Koch dans sa famille ou hors d'elle.

L'on sait en effet toute l'importance du terrain pour la production et la propagation de la bacillose, puisque la semence est partout si profusément répandue et qu'elle ne se développe que là où elle rencontre un terrain favorable, et aussi puisqu'en modifiant ce terrain, nous pouvons, — et jusqu'ici nous ne pouvons guère autre chose, — empêcher, arrêter souvent la germination et le développement de la semence ?

Ai-je besoin de rappeler que les éleveurs n'accepteraient jamais l'accouplement de géniteurs infectés ou seulement suspects de tuberculose, du reste pour les mêmes raisons d'intérêts qui si souvent ne les font pas repousser dans la race humaine.

Dans l'hérédo-tuberculose, comme dans l'hérédo-syphilis, nous trouverons chez les descendants, en plus des affections nettement spécifiques, plus ou moins directes, des affections indirectes ou paratuberculeuses, comme nous avons vu des affections, des lésions, des stigmates parasyphilitiques.

Et comme il existe une hérédo-syphilis tardive, l'hérédo-bacillose pourra se manifester assez tard.

« Ainsi, dit le professeur Landouzy, débilité, mais prétuberculeuse, et entraînant la mort dès la première enfance ; ou méningite et bronchopneumonie tuberculeuses ; ou tuberculoses locales et discrètes, que peut terminer l'explosion d'une tuberculose miliaire ; ou encore débilité, délicatesse seulement de toute l'enfance et de l'adolescence, arthropathies suspectes, et pleurésies *a frigore*, et ces fièvres bacillaires, prenant des aspects typhoïdes, jusqu'au jour voisin de la puberté où une affection aiguë, celle-ci d'allures franchement tuberculeuses, vient mettre un terme à ce drame en plusieurs actes et en vingt tableaux, dont le prologue s'était joué pendant la vie conceptionnelle. »

Et M. Landouzy ingénieusement attribue « les manifestations tuberculeuses atypiques à l'action des toxines bacillaires, imprégnant les spermatozoïdes paternels ou l'ovule de la mère, d'où ce développement anormal qui est imprimé au germe dès le moment de la conception ou dès les premières heures de la vie intra-utérine ».

Comme dans la syphilis, l'influence maternelle héréditaire est naturellement plus fréquente et plus nocive que celle du père, et comme dans la syphilis et l'alcoolisme, très grande est la léthalité des enfants de tuberculeux, *in utero* ou *post uterum*, toujours par dystrophie originelle, par déchéance organique, par inaptitude à la vie.

L'hérédo-tuberculose atypique offre un grand nombre de ces stigmates rencontrés déjà chez les dégénérés par hérédo-syphilis, comme par d'autres causes de dégénérescence, et nous en répéterons l'énumération pour bien montrer qu'une même cause pathogénique, avec des origines différentes, produit, ou à peu près, les mêmes dystrophies chez tous.

Parmi ces dystrophies, que M. Landouzy et d'autres ont rattachées à l'hérédité tuberculeuse, je note la débilité générale, l'infantilisme, le féminisme, des malformations de la poitrine, qui est exiguë, rétrécie, ou des malformations des poumons ou du cœur, des becs-de-lièvre, des luxations congénitales de la hanche, des surdi-mutités, et le rachitisme et la scrofule, et des dystrophies du système nerveux, etc. Je m'arrête, puisque c'est la même énumération, ou à peu près, que nous retrouvons ainsi chez tous ces dégénérés par tare héréditaire.

Voici une observation entre autres, bien suggestive, prise par le Dr Ed. Fournier, d'un de ces cas d'hérédo-tuberculose :

« Père bien portant ; mère tuberculeuse ; dix grossesses :

Une fausse couche au quatrième mois ;

Six enfants morts en bas âge (polymortalité infantile);

Trois enfants vivants : un de dix ans, chétif, de développement retardé, avec incurvation des jambes et des dystrophies dentaires ; un deuxième enfant avec des dystrophies dentaires, des malformations osseuses et des accès de somnambulisme. »

Ces dégénérés de la tuberculose, et eux encore par arrêt de développement organique, semblent se rapprocher de la constitution de l'enfant, « semblent descendre, disait Andral l'échelle zoologique » ; et comprend-on que, par des tares semblables accumulées, se fasse peu à peu la dégénérescence d'une race, dégénérescence se manifestant surtout par l'affaiblissement des facultés viriles, par la prédominance sur la volonté de la sensibilité, de l'émotivité, c'est-à-dire de caractères infantiles ou féminins? Je reviendrai sur ce point en étudiant l'hérédité nerveuse [1]. Mais à propos de ces malformations, de ces déchéances organiques qui se peuvent rencontrer chez l'hérédotuberculeux, je ne puis mieux faire que de citer les paroles mêmes de M. Landouzy, étudiant et expliquant cette hérédité atypique ou paratuberculeuse :

« On ne peut s'étonner, dit-il, qu'un ovule maternel, en contact avec un plasma spermatique imbibé de tuberculine, puisse être adultéré dans sa substance et dans sa vitalité. De cette copulation morbide peuvent résulter des modalités organiques et fonctionnelles impo-

[1] Il y a certainement là, dans cet accroissement de tant de dégénérescences par des unions malsaines, l'un des facteurs de la décadence d'un peuple.

sées au fœtus telles, que celui-ci puisse venir au monde avec une constitution et un tempérament faisant de cet héritier de tuberculeux un être qui par son habitus lymphatique dénoncera son origine.

« Ni l'habitus ni la constitution de ces manières de dégénérés n'avaient échappé à la sagacité de certains phtisiologues qui faisaient de la tuberculose une diathèse héréditaire... Nous aussi, les modernes, nous sommes accoutumés à regarder autant comme fruit que comme graine de tuberculose ces sujets au squelette étroit et mince, aux attaches grêles, à la peau fine et molle, aux extrémités graciles, aux doigts allongés, au faciès pâle, aux veinosités transparentes, qui forment le gros de l'armée des dégénérés.

« Dans la foule des dégénérés, les fils de tuberculeux, pour être mêlés, ne sont pas confondus ; un médecin exercé reconnaît en eux autant de candidats à la tuberculose.

« Parmi les fils de tuberculeux, les uns seraient bacillisés *ab ovo*, porteurs de graine tuberculeuse, les autres naissent *dystrophiques*, comme le sont les fils de vieillards, d'alcooliques, de syphilitiques, de neurasthéniques, par altération plasmatique et vitale de l'œuf, laquelle ainsi de tous ces fils de déchus fait donc des *dystrophiques*, des *infantiles*, des *dégénérés* prédestinés à toutes les déchéances, à toutes les contagions, faisant à leur tour souche de neurasthéniques, aussi bien que de bacillaires.

« La clinique nous montre la lignée des tuberculeux sous un tel aspect, qu'à la tuberculose j'ai pu avec une variante faire application aussi du fameux axiome de droit romain chargé de fixer la paternité : *pater est quem natorum morbi demonstrant*.

« Ainsi deux formes de l'hérédo-tuberculose :

« 1° Transmission directe du bacille par la mère ou le père bacillisés, d'où manifestations tuberculeuses infantiles *typiques* (infection bacillaire, rare et niée par quelques-uns) ;

« 2° Transmission d'un état organique et fonctionnel spécial, d'un véritable état diathésique résultant de ce fait que cellule mâle ou ovule imprégnés de tuberculine (toxémie bacillaire) ont reçu de cette imprégnation une influence dystrophique qui a plus d'une ressemblance avec la dystrophie native étudiée récemment par le professeur Fournier dans l'hérédo-syphilis. » (*Revue de Méd.*, mai 1891).

Donc la tuberculose est un fléau des plus redoutables pour l'individu et la race; et à propos d'elle, se pose à nouveau la troublante question du mariage, auquel souvent le tuberculeux, dit-on, aspirerait avec une sorte de frénésie singulière, presque morbide, avec un besoin intense non seulement de vivre et d'aimer, hâtivement, furieusement, mais de se survivre. Que répondra le médecin, quand pour un jeune homme, un homme, une jeune fille ou une jeune femme, suspects de tuberculose, acquise ou héréditaire, ou qui ont eu la tuberculose et en ont guéri, ou en semblent guéris, ou qui sont menacés par des influences héréditaires plus ou moins directes, on lui demande : que pensez-vous de leur mariage, et que pensez-vous aussi de leurs enfants à venir? Décidez. Cette décision, grave, difficile, qui à nous-même peut être douloureuse, nous avons à la donner rarement, j'en conviens; mais on nous la demandera de plus en plus.

Ici, comme pour les mêmes cas qui se présentent à propos de la syphilis, de la folie, ou de l'alcoolisme, de telle ou telle tare possible, acquise ou héréditaire, je sais combien est délicat mon sujet; et je n'y pense et je n'en parle qu'avec trouble, me rappelant cette parole : le sage n'écrit qu'en tremblant; car combien d'êtres qui pourraient se sentir, me lisant malgré la défense que je leur en ai faite, blessés jusqu'au plus intime de leur âme par ces révélations, en raison des scrupules, des terreurs, des désespoirs, des angoisses qu'elles viendraient éveiller chez eux, ou de résolutions trop rigoristes, excessives peut-être que, d'eux-mêmes, ils prendraient, ou voudraient prendre !

Que faire ? Car il faut se décider pourtant. Voilà des êtres placés entre le besoin, le droit si naturel d'être heureux, d'aimer, d'être ou de se croire aimés, d'avoir des enfants, et le devoir soudain, par les révélations qui leur sont faites, de demeurer stériles.

Sommes-nous, les médecins, responsables de la nécessité qui les commande? Sommes-nous responsables de tout ce qu'il y a en cette vie de cruel et d'absurde? Car la nature les incite et à la fois s'oppose à leurs désirs ; elle s'y oppose, puisqu'elle les fait criminels peut-être, au cas où ils s'y abandonnent, coupables des souffrances, coupables des morts, résultant de la satisfaction si naturelle, si légitime de ces désirs.

Comprend-on qu'il ne soit pas trop de l'entière raison humaine, et de la pitié qui grandit un peu dans nos âmes, pour lutter contre l'absurde et contre l'odieux qu'est tout cela? Car après que nous aurons parlé, après, comment traiter, guérir l'incurable douleur de ceux que nous aurons sauvés et perdus ainsi? que leur dire, les privant de leurs joies? de trouver, s'ils le peuvent, des joies autres, ou des mensonges qui leur en tiennent place, leur fassent oublier peut-être, par moments, que la vie normale pour eux n'est pas faite, cette vie cependant, à défaut de l'éternelle à laquelle certains d'entre eux ne croient pas, leur devant tout au moins un minimum de douleurs, et quelques bonheurs, faux ou non?

Nulle part peut-être plus qu'ici, en cette question de la tuberculose, le problème qui se pose et la décision qui s'impose n'apparaissent plus difficiles, plus douloureux, et je le répète, au médecin même.

L'interdiction du mariage est abominable, c'est vrai : mais elles seraient pires cette souffrance ou cette mort auxquelles presque fatalement sera condamné l'être appelé par ce malheureux, ou cette malheureuse à la vie.

A cette demi-mort, à cette douleur morale, quand il s'agit de l'homme, il y a du moins la possibilité d'atténuations qui n'existent guère pour la femme. La condamnation pour lui n'est pas aussi forte, aussi dure que pour elle. L'homme peut trouver des adoucissements à sa peine, des consolations ou des distractions, des endormants, des *solanées*, des paradis artificiels, ou des aventures même, et qui pourraient être héroïques. La vie irrégulière, où le plus souvent la stérilité est la règle, à défaut d'une vie sévère ou de l'héroïque dont je parle, lui est du moins ouverte, lui est permise, sans qu'il encoure à ce sujet ni réprobation ni reproche.

Mais la pauvre jeune fille ou femme ainsi repoussée de la vie normale, qu'aura-t-elle et que deviendra-t-elle, si elle n'est retenue par une moralité très haute, soutenue par la foi comme jadis, par un grand devoir ou une grande mission, si, comme jadis, pour époux ou amant, elle n'a pas Dieu ?

C'est là, dans cette situation qui sera faite à certains de ces malades, qu'est le point aigu, le point le plus douloureux de la question ; et je ne fais que l'indiquer, je ne le puis ni ne le veux traiter en ce moment.

Oui, pour beaucoup ce sera donc le célibat, trop souvent avec ses mélancolies, ses tristesses ou ses dissipations, qui n'écartent pas les tristesses, avec ses fautes, ses dangers mêmes, ses dangers du moins n'intéressant pas la race, comme ceux évités du mariage.

La nécessité la plus cruelle en sera donc

surtout pour la femme ; mais aujourd'hui que voit-on pour elle ?

Par l'abaissement, par la lâcheté, par l'absurdité de nos mœurs, ce sont le plus souvent des jeunes filles belles et saines, qui sans dot sont vouées au célibat, comme le seraient, du moins par une nécessité supérieure, ces malheureuses dont nous parlons, et des jeunes filles, grâce à cette dot, feront passer, accepter leur déchéance originelle ou acquise, leur laideur certaine, leurs tares, leurs maladies mêmes, mais pour bientôt grossir trop souvent le languissant troupeau des femmes vouées aux gynécologues, des épouses à jamais stériles, quand elles ne deviennent pas, ce qui est pire, malheureusement et funèbrement fécondes[1].

[1] M. Lemaître, en sa perception fine de tant de choses, a traité le sujet délicat du *mariage blanc*, de l'union sans enfants offerte à une jeune femme à qui le droit et la joie sont refusés d'en avoir, étant irrémédiablement condamnée. Le dénouement, dans la pièce de M. Lemaître, n'encouragera guère à recommander ces unions ; le mariage finit mal, mais après tout comme tant d'autres. Je crois cependant que de telles unions se feront parfois, aux seuls risques de ceux qui les voudront oser, et sans risques du moins pour leur descendance.

Le problème du mariage pour le tuberculeux, voici comment on le peut et doit résoudre (mais ici donc que d'hésitations et d'indécisions parfois !).

La tuberculose est certaine ; alors nulle hésitation : le mariage doit être interdit, si cruelle qu'une telle condamnation puisse être.

Mais le mariage est fait, et la tuberculose éclate : nulle hésitation encore, le mari doit être infécond ou la femme stérile : c'est le *mariage blanc*[1].

La tuberculose est douteuse, avant ou après le mariage ; — avant, il s'agit d'héréditaires, ou de tuberculeux, qui sont guéris, qui se croient ou que l'on croit guéris ; après, il s'agit de craintes, de symptômes inquiétants, qui font redouter l'invasion du bacille ; — la tuberculose est douteuse : une seule chose ne l'est pas, l'obligation morale, la nécessité d'interroger un médecin éclairé,

[1] On ne saurait trop le répéter : la chasteté est certainement ici nécessaire dans l'intérêt de la race, et elle est même bonne au tuberculeux. Mon ami, le Dr Landowski lui attribuait, chez des moines aisément guéris de la tuberculose, la plus grande part du succès obtenu.

et d'avoir son appréciation, très délicate, très difficile sans doute, et confirmée ou non par celle d'un autre ou de plusieurs autres, puis de s'en rapporter entièrement, d'obéir à la décision donnée. De cette appréciation, de cette décision et d'elles seules tout dépendra, tout doit dépendre.

IV

L'HÉRÉDITÉ NERVEUSE[1]

Les tares nerveuses, acquises ou héréditaires, peuvent être aussi des contre-indications au mariage, ce qui relèvera de l'appréciation du médecin, seul vrai juge de leur gravité.

Un homme a eu des troubles de psychose qui l'ont fait entrer et rester quelque temps dans une maison de santé; il va mieux; il se croit, on le croit guéri; il sort de cette maison, et se marie; puis bientôt il redevient

[1] Sur l'hérédité nerveuse, lire avant tout et sous ce titre les remarquables leçons de M. le professeur Raymond dans le premier volume de sa *Clinique des maladies du système nerveux* (Doin, éd.), résumées en ces quelques lignes :

« L'*hérédité nerveuse, la prédisposition* dominent l'étiologie des affections nerveuses. La prédisposition, parfois acquise, est habituellement héréditaire. La neurasthénie en est une preuve. L'hérédité nerveuse et son résultat, l'*état de dégénérescence*, constituent le fait fondamental de ces affections. Cet état de dégénérescence régit l'étiologie des psychoses proprement dits et des névroses, hystérie,

malade, et c'est pour toujours; l'amélioration n'était qu'une accalmie trompeuse, un entr'acte au début d'une paralysie générale. Mais dans cet entr'acte il s'est donc marié; et il a fait un ou des enfants, pour le grand péril de la femme, et au grand dommage de la famille nouvelle qu'il a créée ou voulu créer, et peut-être à celui de la race.

Une telle catastrophe cependant pouvait être évitée, eût dû l'être; or de pareils accidents, avec toutes les conséquences que l'on voit ou devine, sont par malheur trop fréquents.

Ainsi, le fou dans le mariage, dangereux

épilepsie, goître exophtalmique, chorée d'Huntington, tics, certains tremblements, maladie de Parkinson. L'hérédité nerveuse est similaire ou dissemblable.

« L'hérédité nerveuse est l'aptitude à faire éclore des affections nerveuses conférée à un organisme par des générateurs placés dans les mêmes conditions d'hérédité ou soumis à certaines influences. Elle s'accuse par des signes physiques ou par des signes psychiques, dits stigmates de dégénérescence héréditaire.

« En dernière analyse la dégénérescence résulte d'un trouble de l'embryogénie, d'un trouble de nutrition. L'hérédité est un attribut de la cellule. »

Voir aussi, du Dr Déjerine, *l'Hérédité dans les maladies du système nerveux*, 1886; du Dr Féré, *la Famille névropathique* (Alcan, éd.), et du Dr Toulouse, *les Causes de la folie*, 1896.

pour sa femme, pour sa famille, pour lui-même, peut le devenir aussi pour l'espèce.

Nous ne parlerons ici que des dangers pour elle, des possibilités d'hérédité dans les maladies nerveuses, hérédités que l'on pouvait et devait prévoir : car *toute maladie évitable doit être évitée, à la race comme à l'individu.*

Parmi les maladies nerveuses sans lésions anatomiques constantes, psychoses et névroses, la plus redoutable est la folie, et l'hérédité dans la folie serait la cause des causes, selon le mot de Trélat. Son influence, d'après Wood Hutchinson, ne s'observerait cependant qu'environ 23 fois sur 100 cas; d'après Moreau de Tours et Marcé, ce serait 9 fois sur 10. Quelle que soit cette proportion, une chose reste certaine, la transmission possible à l'enfant de la psychose du père ou de la mère.

Mais chez les descendants, chez certains descendants des psychopathiques et des névrosés, ce que l'on observe le plus souvent, c'est moins l'hérédité directe ou similaire, qu'une prédisposition originelle aux troubles, aux désordres nerveux, offrant les manifestations les plus diverses, et précoces ou tardives, et c'est ainsi et certainement encore l'hérédité morbide, mais sous sa forme hétéromorphe.

Une parenté héréditaire peut donc exister entre la plupart des affections nerveuses ; et l'hérédité névropathique, elle aussi, résultera d'arrêts de développements[1], mais affectant surtout certains éléments du système nerveux, et ici encore dus à des déchéances ou dégénérescences organiques chez les géniteurs ou l'un d'eux.

« Ces arrêts de développement rapprocheraient les cellules nerveuses, d'après Arndt, de l'état embryonnaire, ce qui expliquerait comment la façon défectueuse dont fonctionne le système nerveux chez les névropathes res-

[1] On sait aujourd'hui qu'après les accouchements prématurés fréquemment l'enfant qui survit offre des tares nerveuses, parce qu'il naît à une période où son système nerveux est incomplètement développé et par exemple avant la myélinisation parfaite des cordons de la moelle.

semble à la façon incomplète dont il fonctionne chez les enfants (excitabilité exagérée avec tendance à l'épuisement rapide). »

L'on comprendrait ainsi tout ce qui demeure de l'enfant dans le névropathe, tout ce qui persiste en lui de cet être émotif, craintif, égoïste, inconscient, amoral qu'est l'enfant, et ainsi la caractéristique du névropathe, les maladies de la volonté, l'insuffisance de son *moi*, son impuissance ou sa faiblesse de résistance à toutes les sensations, à toutes les impressions, à toutes les sollicitations passionnelles.

Le sujet est d'une telle importance pour qui veut pénétrer, étudier la pathologie des peuples, l'histoire obscure, la genèse mystérieuse de leur décadence, surtout marquée par des maladies de la volonté, et il est d'une telle importance encore au point de vue de l'éducation, qui veut combattre ces maladies ou ces lésions morales, que je m'y arrêterai un moment.

Griesinger a dit : « Le conflit de l'impulsion et du *moi*, qui a lieu perpétuellement dans l'homme à l'état normal, est tranché en dernière analyse par le *moi*, et constitue la liberté humaine. Originairement l'homme n'est pas libre, il ne l'est qu'autant qu'il est riche d'une masse acquise d'idées bien coordonnées, constituant un noyau de résistance solide qui est le *moi*.

« L'enfant donc n'est pas libre, parce que ce *moi* en lui n'est pas encore assez énergique pour mettre en lutte des complexus d'idées fortement enchaînées. Or l'éducation a pour but de faire ce *moi*, d'en fortifier l'énergie, la résistance chez les enfants, et elle y réussit d'autant mieux que l'hérédité leur transmet de bons éléments nerveux.

« Une disposition héréditaire, le trouble psychique originel que l'on trouve à l'état plus ou moins latent chez les membres de familles entachées du vice phrénopathique, trouble qui se traduit par des singularités d'esprit et de caractère, empêchent la formation d'un *moi* solide et énergique, constitué par ces complexus d'idées fortement enchaînées. Ainsi la faiblesse et l'inconsistance de la personnalité morale, et par conséquent une sorte de faiblesse irritable, et le peu de résistance que le *moi* oppose à toute suggestion, à toute idée, à tout désir, à toute impulsion, constituent le fait primordial, essentiel, le phénomène psychologique fondamental dans les psychopathies, et aussi leur résultat immédiat, inévitable, fatal. »

Par un arrêt de développement que produit la déchéance originelle, il est donc très probable que chez beaucoup de névropathes des cellules nerveuses parmi les cellules supérieures restent à l'état d'enfance, ce qui explique la débilité, l'infantilisme de leur volonté : et il se peut qu'un jour l'examen histologique le démontre.

Toute cause de dégénérescence chez les ascendants, surtout quand elle a touché aussi, quand elle est venue particulièrement affecter leur système nerveux, pouvant aboutir à ces arrêts de développement, à cette déchéance que nous venons d'entrevoir du système nerveux chez leurs descendants, on s'expliquera comment, par l'accumulation des causes de dégénérescence dans une race, sa décadence peut être un jour non seulement physique, mais en même temps intellectuelle et morale, surtout si une éducation saine et forte, très virile — que nous ne connaissons pas encore, et que l'on ne songe guère à nous donner, — n'arrive à combattre chez les enfants la fatalité des prédispositions et des débilités héréditaires.

Le médecin devra donc, dans un intérêt qui dépasse celui de l'individu et de la famille, activement résister, s'il se peut, à l'accumulation et à l'agravation de ces tares, surtout des tares nerveuses par leur mariage entre elles ou avec d'autres, ces tares nerveuses aboutissant d'abord, pour peu que la nature des races les y prédispose, à cette déchéance de la volonté, qui est le vrai signe et le plus manifeste de leur décadence.

Des psychopathies héréditaires, je ne rappellerai que les plus graves. Peuvent être dangereusement transmissibles à la descendance toutes les grandes psychopathies, et le plus souvent, avons-nous dit, sous des formes hétéromorphes, ainsi le délire chronique de

Magnan, presque toujours lui-même transmis par hérédité dissemblable, et les folies intermittentes, et les impulsions vicieuses, criminelles, meurtrières, comme l'impulsion au suicide.

Rappelons que si les vicieux ou les criminels ne sont pas tous des malades ou des fils de malades, c'est-à-dire des dégénérés vrais, comme une école le voudrait faire croire, il n'est pas douteux que beaucoup de criminels ou de vicieux ne soient des aliénés et des névropathes, le vice ou le crime étant chez eux une métamorphose de maladies nerveuses, ou même non nerveuses, paternelles, maternelles, ancestrales.

Certaines de ces psychopathies héréditaires offriront avec les troubles psychiques particuliers à chacune d'elles et qui caractérisent l'idiot, l'imbécile, le faible d'esprit, le fou, le déséquilibré médiocre ou le déséquilibré, le dégénéré supérieur (celui-ci présentant des qualités brillantes, mais avec elles une dystrophie ou une atrophie de sa volonté et de son jugement, « seul critérium de l'intelligence vraie »), la plupart des signes physiques de dégénérescence que nous avons observés dans l'hérédo-syphilis ou dans l'hérédo-tuberculose. Et ce seront encore ou des déformations du crâne, ou des anomalies dans l'état des os et de la dentition; ou, toujours par arrêt de développement, des hypospadias, des descentes tardives et de l'atrophie des testicules; et des troubles fonctionnels affectant la digestion, ou la fonction génitale (et qui peuvent causer des perversions sexuelles); et des anomalies dans la sensibilité tactile ou viscérale, dans les organes des sens, ou dans la parole; et des désordres fonctionnels affectant le système nerveux (origine de tics, ou de troubles vaso-moteurs), etc.

Si je donne à nouveau cette énumération incomplète pour la rapprocher de celles que j'ai données dans l'hérédo-syphilis ou l'hérédo-tuberculose, et de celle que nous retrouverons dans l'hérédo-alcoolisme, c'est pour démontrer une fois de plus qu'en ces tares de l'hérédité nerveuse, il s'agit donc, comme toujours, de déchéances originelles dues au père ou à la mère, ou aux deux ensemble, parfois à des ascendants plus lointains, et se manifestant chez leur descendance par des dystrophies ou des arrêts de développement, donc qui sont bien la conséquence, la transmission de déchéances analogues, temporaires ou non, chez le générateur, ou les générateurs : or il eût grandement importé de ne les pas transmettre, et en certains cas ces générateurs ou l'un d'eux sont évidemment coupables, criminels peut-être de les avoir transmises.

L'hérédité de l'épilepsie est le plus souvent hétéromorphe.

La neurasthénie et l'hystérie qui tiennent à la fois, comme l'a dit Raymond, des névroses et des psychoses, et de même le neuro-arthritisme (témoignant de la parenté qui relie l'arthritisme aux névroses), peuvent être héréditaires, mais d'une hérédité moins inquiétante que celle d'autres névroses ou psychoses, telles que l'épilepsie ou la folie.

J'ai parlé de l'arthritisme : il faut bien savoir en effet que dyscrasies, auto-intoxications chroniques ou aiguës, comme intoxications ou infections, tout ce qui viendra dans l'évolution du germe altérer la nutrition du système nerveux jusqu'à produire une dégénérescence de ses cellules, ou jusqu'à produire même de graves lésions encéphaliques, peut créer ainsi chez les descendants toutes les névroses ou les psychoses.

Grasset nous a montré l'hystérie dérivant de la scrofule et de la tuberculose, qui sur le système nerveux, par je ne sais quelle prédisposition spéciale, faisaient porter leur tare de dégénérescence ; et il en sera de même de la grande dyscrasie, que M. le professeur Bouchard a si parfaitement décrite sous tous ses modes divers des *maladies par ralentissement de la nutrition.*

Et la dyscrasie même pouvant donc créer une tare nerveuse, il serait mieux sans doute, si des principes de sélection devaient présider jamais au choix des unions et des croisements chez l'homme, qu'une tare nerveuse plus ou moins grave, l'hystérie d'une femme, par exemple, ne fut pas mariée, de peur de l'aggraver dans la descendance, à une tare dyscrasique grave aussi, celle je suppose, d'un goutteux très goutteux, d'un rhumatisant très rhumatisant[1]. Il est naturel, en effet, que des tares, même dissemblables, qui s'unissent, ne puissent enfanter que des tares ; mais il est étonnant que des vérités aussi claires, il faille les énoncer encore.

Le médecin seul est juge en ces problèmes, qui tôt ou tard se poseront à lui davantage ; il peut seul apprécier, en chaque cas particulier, d'après le plus ou moins de gravité reconnue par lui à telle ou telle maladie nerveuse, et aussi d'après les antécédents familiaux, les risques et les dangers plus ou moins graves de sa transmissibilité à la race.

Je ne puis rappeler ici toutes les maladies familiales du système nerveux que M. Londe a étudiées dans sa thèse de 1895, et à propos desquelles il disait si justement que « chaque famille, comme chaque race, a une pathologie

[1] L'arthritisme d'ordinaire n'est pas une tare sérieuse de dégénérescence.

quelque peu spéciale ». Ces pathologies spéciales, il appartiendrait aux médecins de famille, s'il en existait encore, de les connaître et bien juger, et cette connaissance serait précieuse pour préparer au besoin les jugements à porter sur l'hérédité de ces maladies.

Ici encore le médecin, en de certains cas, devra donc apporter au mariage une interdiction absolue[1]. Il devra presque toujours déconseiller les unions entre névropathiques,

[1] Le Dr Toulouse, dans ses *Causes de la folie*, demande aussi qu'on interdise le mariage, et, s'il est possible, la reproduction de leur race aux descendants des familles souvent touchées par la folie.

« Dans le domaine du moral, dit le Dr Maurice de Fleury, qui le cite, on rechercherait donc le moyen d'empêcher les enfants de devenir un jour des malfaiteurs, afin de s'épargner la peine de les punir alors qu'ils le sont devenus. Et nous verrions ainsi l'influence des médecins restreindre la liberté individuelle, comme le fit au moyen âge l'influence religieuse... »

M. Féré, dans son livre excellent, *la Famille névropathique*, dit au contraire : « Des conditions hygiéniques convenables qui gouverneraient le mouvement et la qualité de la population ne peuvent pas s'imposer par des lois, car, en fait de reproduction, toute restriction de sa liberté est un obstacle à la fonction. L'autorité reste sans action; on en est donc réduit à *éclairer la liberté par la science;* et il faut répandre ses notions précises que nous possédons sur toutes les causes de dégénérescence. »

ou entre des nerveux d'une nervosité intensive, dont l'état, s'il est physiologique, confine de trop près à l'état morbide, parfois dans leur intérêt propre, et aussi et d'abord dans l'intérêt de leurs enfants à venir. Dans ce sens, et pour d'autres raisons, il conseillera à certaines familles des grandes villes de moins s'allier entre elles, que de chercher à corriger et à améliorer leur sang, brûlé par une vie trop nerveuse, en le mêlant à un sang de la campagne demeuré plus sain et plus calme. N'assure-t-on pas du reste que dans les villes les familles qui ne se renouvellent pas ainsi disparaissent par la mort après trois ou quatre générations ?

Mais pour l'hérédité nerveuse heureusement, comme pour la syphilis et pour la tuberculose, je crois que l'on peut apporter quelques tempéraments aux sévérités extrêmes que des médecins montreraient volontiers dans ces interdictions du mariage.

« M. E. Charpentier (*De l'hérédité pathologique régressive en aliénation mentale. Rev.*

gén. de clin. et thérapeut., 4 fév. 1891), entreprenant de réagir contre la sévérité du pronostic que les aliénistes portent d'ordinaire à propos des malades sur lesquels pèse une lourde hérédité névropathique, reconnaît que le mode de dégénérescence existe, tel que Morel l'a décrit, mais qu'il n'est pas constant, qu'il n'est pas fatal, et qu'il peut même rétrograder. A côté de l'hérédité progressive, il appelle l'attention sur l'hérédité *régressive*, en vertu de laquelle dans la descendance les traits pathologiques sont de moins en moins accentués, dessinés, esquissés, au point de se terminer plus tard par le retour à l'équilibre nerveux, physiologique, normal. D'abord il n'est pas rare, parmi les enfants d'un fou, d'en voir un ou plusieurs qui ne présentent aucune tare héréditaire, même névropathique, non seulement quand la mère est saine au point de vue nerveux, mais aussi lorsque l'hérédité névropathique est convergente. Ces cas échappent à l'attention parce qu'ils ne sont pas publiés, les statistiques sur la descendance des aliénés ayant été jusqu'ici limitées à l'étude de la descendance pathologique. M. Charpentier a cité deux familles observées par lui et qui légitiment son optimisme (femme de cinquante-cinq ans, dont le père était épileptique et dont la mère s'est suicidée ; mariée jeune à un alcoolique, qui s'est suicidé également, elle a eu trois enfants sains et sans tare héréditaire ; et chez elle aucun trouble intellectuel *ni* excentricité). » Mais M. Le Gendre à qui j'emprunte cette communication de M. Charpentier, conclut très justement ainsi :

« Quand on est appelé à porter un pronostic sur un de ces malades, si l'examen de ses antécédents héréditaires décèle une névrose ou une vésanie très grave dans la première génération, moins accentuée dans la seconde, et moindre dans la troisième, on peut espérer voir dans celle-ci une marche vers l'hérédité régressive ; au contraire on portera un pronostic plus grave et on craindra l'hérédité progressive, si on voit la névrose ou la vésanie s'accentuer à chaque génération [1]. »

[1] *L'hérédité et la pathologie générale*. P. Le Gendre, *Traité de pathol. gén.*, Masson, éd.

Le mal fait, c'est-à-dire l'union conclue, qu'il eût mieux valu ne pas conclure, ces observations nous permettraient de pouvoir du moins rassurer un peu ceux qui redouteraient les conséquences de la faute commise. Mais ce sont là des exceptions, comme des paradoxes de la nature, et je conseillerais de ne s'y fier jamais.

Certainement enfin, et il le faut dire très haut, l'hygiène, l'éducation, le parfait élevage pourront transformer souvent, relever, régénérer, sauver un enfant, presque héréditairement condamné. Beaucoup d'hygiène, une vie saine à ces réservoirs d'énergie qui sont la campagne, la montagne, la mer, et l'on peut rendre la santé, la vie à ceux qui nés de parents malsains étaient originellement de vitalité douteuse. Il faut être droit ou redressé, disait Marc-Aurèle ; mais il serait mieux sans doute de n'avoir pas à être redressé.

V

L'ALCOOLISME ET LE MARIAGE

C'est l'honneur encore des médecins [1] d'être au premier rang de ceux qui dénoncent et combattent l'alcoolisme [2], s'attaquent à ce mal terrible pour l'individu et la race, cherchent à

[1] Voir les belles conférences de M. le professeur Debove, *l'Alcoolisme* ; de M. le professeur Grasset, *l'Alcoolisme insidieux* ; de M. le Dr Jacquet, *le Péril alcoolique*, et *Alcoolisme, Maladie, Mort*, voir les vaillants articles de M. J. Lemaître, de Mme Arvède-Barine, de tant d'autres ; voir les travaux du Dr Legrain, et de lui, *le Médecin et l'alcool*, préface au très bon livre de M. Ruyssen, *Enseignement médical de l'anti-alcoolisme* ; et encore de M. le professeur Joffroy, dans la *Revue scientifique* de janvier 1898, le remarquable article sur l'*Alcoolisme chronique* ; dans la *Revue des Deux-Mondes* de 1899, l'article du Dr Dastre, du Dr Combemale, *Descendance des alcooliques* ; enfin, tout récemment paru, de Foucher : *l'Alcool devant la loi pénale*. Th. de droit.

Très utiles seraient des mementos, des « avis », des *tracts* distribués dans Paris, et partout, selon la rédaction sommaire, proposée par MM. les Drs Le Gendre, Triboulet et Jacquet.

[2] « On consomme en France 2 millions d'hectolitres d'alcool à 100°, c'est-à-dire 5 millions d'hectolitres d'eau-de-

les protéger contre lui, et à protéger avec eux la vie, l'avenir de la patrie, en dépit de gouvernants, n'osant en réalité ni discuter la question ni la résoudre, parce que des intérêts électoraux, c'est-à-dire des intérêts personnels, les

vie, l'eau-de-vie, on le sait, étant de l'alcool qui est ramené au titre de 40 à 45°.

« En 1850, la France consommait par habitant 1 lit. 46 ; en 1896, la consommation s'est élevée à 4 lit. 19 par tête, et en ajoutant les boissons dites hygiéniques, nous arrivons, faisant le total de leur alcool, à une consommation par tête, y compris les femmes, les enfants et les gens sobres, de 14 lit. 19 d'alcool à 100° (correspondant à plus de 35 litres d'eau-de-vie).

« Voici le tableau comparatif de la consommation dans les différents pays :

France	14,19	par tête.
Belgique	10,50	—
Allemagne	10,50	—
Iles Britanniques	9,25	—
Suisse	8,75	—
Italie	6,60	—
Hollande	6,25	—
Etats-Unis	6,10	—
Suède	4,50	—
Norvège	3	—
Canada	2	—

« Mais en beaucoup de pays la consommation diminue ; chez nous elle augmente :

« *a*. Nations où la consommation suit une marche ascendante :

1° France.	1830	1
	1894	4,04
	1898	4,54
2° Belgique.	1835-40	3,6
	1893-94	4,7

gênent ou s'y opposent. La Suède et la Norvège, après qu'un de leurs médecins, Magnus Huss

« *b*. Nations où la consommation est plus ou moins stationnaire :

1° Hollande.	1841.	4,4
	1876.	6
	1891.	4,4
2° Iles Britanniques.	1852.	2,8
	1894.	2,2
3° Italie.	1880.	0,85
	1891.	0,35

« *c*. Nations où la consommation suit une marche décroissante :

		Litres.
1° Allemagne	1887	8,2
	1894	4,4
2° Suisse.	1878	3,2
	1894	2,9
3° Etats-Unis . . .	1860	5,75
	1893	2,85
4° Danemark. . . .	1871	10
	1890	7
5° Canada.	1867	3
	1892	1,3
6° Norvège.	1830	8
	1891	1,53
7° Suède.	1829	23
	1890	3,2

« Notez que ce sont là, pour notre pays du moins, les chiffres *officiels*, c'est-à-dire très au-dessous de la réalité, car la *fraude* est énorme, et les bouilleurs de cru, grâce à leur intolérable privilège, déversent clandestinement et annuellement dans le pays 700.000 hectolitres d'alcool! »

« D'après tous ces chiffres, vous pouvez prévoir le pullulement des débits de boissons en tout genre. Nous en avions 280.000 en 1830. Il y en avait en 1897, 500.000! Nous possédons aujourd'hui un cabaret, en moyenne, pour 30 adultes. La proportion varie suivant les départe-

le premier eut signalé le péril, ont su, à force de sagesse et de patriotisme, par l'union des bonnes volontés, mettre fin chez elles à l'endémie redoutable, qui si gravement les menaçait aussi. Elles n'ont eu qu'à vouloir pour triompher du mal, qui, là-bas du moins, avait une excuse, les longues rigueurs du climat.

En France il n'en est pas ainsi : tout a été dit ; les pouvoirs publics ont entendu l'universelle protestation, la clameur de ceux qui voient et qui savent contre l'encouragement accordé par eux, et de toute évidence, à la pro-

ments ; dans l'Eure, le pays le plus alcoolisé de France on en compte un pour 11 habitants, c'est-à-dire pour trois ou quatre adultes. »

« Pour l'absinthe, la pire de toutes les boissons vénéneuses, la consommation est en France de 60 millions de litres. Elle est presque nulle en Allemagne, en Angleterre, en Italie. » Dr Jacquet, *Le péril alcoolique.*

Le nombre des « journées » dans les asiles d'aliénés était, en 1878, de 451 990 ; elle était en 1894, de 702 768. Je crois que l'alcoolisme est la cause principale de cette augmentation de la clientèle hospitalière, augmentation qui ne porte pas que sur les asiles.

Le budget de l'Assistance publique s'est élevé en effet de 22 433 600 francs en 1878 à 36 843 619 francs en 1896, soit pour dix-huit ans, de 14 410 015 francs, ce qui constitue pour le moment une augmentation moyenne annuelle de 800 556 francs ; or cette augmentation n'est pas en rapport avec l'accroissement de la population parisienne, mais paraît l'être aussi avec les progrès de l'alcoolisme.

pagation du fléau, contre la multiplication des cabarets, des bars, des cafés, contre les tolérances dont l'administration couvre leurs tenanciers. La Chambre une fois de plus va se séparer, sans qu'elle se soit émue de la question, sans qu'elle ait résolu d'en finir avec elle, et elle n'ignore pas, elle ne peut ignorer que la question est de vie ou de mort pour certaines de nos provinces, pour le pays même; et à ce sujet il y avait vraiment lieu pour elle de demander l'urgence. Mais il s'agit de gouverner d'abord, et le gouvernement, montrant bien de la sorte en quelle secrète estime il tient le suffrage universel dont il sort, ne craint pas de reconnaître ainsi que les tenanciers des assommoirs, des bars, sont ses grands électeurs [1].

[1] On fait donc une loi, oh! si vaine, contre l'ivresse : mais elle témoigne de l'ignorance du législateur, car le vrai alcoolique n'est presque jamais ivre; mais ce qui témoigne aussi d'un peu d'incohérence, c'est la loi faite presque en même temps « cette loi criminelle », selon le mot du Dr Jacquet, du 17 juillet 1881, qui a consacré la liberté entière du commerce des boissons. On a donc une loi contre l'ivresse et on l'affiche dans tous les cabarets, un peu moins dans les cafés; mais, pour des raisons politiques, on multiplie les cabarets, les bars, les cafés, et en les multipliant on multiplie justement les tentations, les

Or, en nos manuels scolaires les plus récents, que n'eût-on pas dit d'un César, d'un despote d'Europe ou d'Asie qui, pour établir ou affermir son pouvoir, eût imaginé de propager et encourager parmi ses sujets, et en participant aux bénéfices, la vente d'un poison, lentement, mais à coup sûr abêtissant, avilissant ou mortel, ce que font cependant, ce qu'osent faire, ce que continuent de faire, en une parfaite quiétude, les maîtres de cette étonnante démocratie, dont la raison d'être et le programme étaient de protéger tous les intérêts populaires ! Le *Démos* ainsi est toujours le même, qu'au temps où Aristophane l'avertissait en le raillant et le plaignant déjà, mais fût-il par ses Cléons berné jamais, comme aujourd'hui, et d'une telle assurance, et d'une telle bouffonnerie, très tranquille et sinistre[1] ?

occasions de l'ivresse et de l'alcoolisme, et n'est-ce pas incohérent ?

[1] Si je m'exprime avec cet étonnement et cette indignation, c'est que je suis de ceux qui, républicains et démocrates, s'étaient fait et gardent encore une conception très haute, un idéal très élevé de la République et de la démocratie.

N'est-il pas de même étonnant que l'Allemagne et la Suisse aient déjà, pour leurs ouvriers tuberculeux, de

Cela dit, je rappellerai comment ce poison tue l'individu et la race, ou les fait déchoir, les avilit, les hébète, les affole.

Sur l'individu l'on sait les effets de l'alcoo-

nombreux sanatoria populaires, quand en France malgré de généreux efforts du professeur Landouzy, et des docteurs Spillmann de Nancy, Nicolle de Rouen, Pilate d'Orléans, Dupeux de Bordeaux, nous n'en avons pas un seul et ne parlons pas d'en avoir. La façon dont sont soignés les tuberculeux, dans nos hôpitaux, — non certes par la faute de nos médecins des hôpitaux, peut-être les premiers du monde, mais qui ne s'unissent pas assez, ne savent pas protester parfois, comme il le faudrait — cette façon est un scandale, ainsi que le montre M. le Dr Romme dans un article à lire, *la Lutte contre la tuberculose* (*Revue des Revues*, mars 1900). On ne s'est occupé en France, et d'abord grâce à l'initiative privée, qui devrait tout ou presque tout faire, que des sanatoria pour les enfants pauvres ; et à ce propos je suis heureux de signaler le bel établissement de la presqu'île de Gien, fondé par un homme à qui j'adresse toute ma sympathie, M. Sabran.

Il y a longtemps que, me promenant à travers l'Europe, j'ai été, non surpris, mais quelque peu humilié et attristé de voir des nations aristocratiques, telles que l'Angleterre, l'Allemagne, la Russie, avoir un souci des pauvres gens, des classes pauvres, que notre démocratie n'a pas, ou n'a que trop rarement. Au fond la démocratie n'est pas une mère tendre, elle semble plutôt dure aux siens. Il y a des années que l'Angleterre, l'Allemagne, la Russie ont, pour soigner les malheureux, des hôpitaux que nous leur avons enviés très longtemps, et que nous n'avons fait qu'imiter, quand a commencé la réforme des nôtres, trop incomplète encore.

Tout se tient, et c'est pour cela que ces diversions ne sont peut-être pas tout à fait étrangères à mon sujet, qui me ramène sans cesse à la protection de ces classes pauvres.

lisme ou de l'absinthisme ; je ne les rappelle pas. Mais l'individu intoxiqué par eux transmet malheureusement son empoisonnement[1], sa tare à sa descendance. et cette hérédité apparaît sous les formes les plus diverses, exemple encore de cette métamorphose des maladies organiques ou fonctionnelles, qui mériterait une étude, serait vraiment un bien beau sujet à traiter.

L'alcoolique, trop souvent funeste à lui-même, aux siens, à tous ceux qui l'entourent et l'approchent, est donc très dangereux aussi pour l'espèce.

Il procrée en effet des alcooliques, des êtres poussés vers le poison, par l'irrésistible impulsion qui l'entraînait lui-même, et l'alcool affectant surtout le système nerveux, l'alcoolique procréera des êtres qui seront plus ou

(1) *Observation recueillie dans le service du professeur Fournier par M. Brault* : Père alcoolique ; dystrophies diverses sur plusieurs enfants ; dystrophies dentaires, inégalité pupillaire, strabisme, nervosisme, infantilisme ; chez l'un d'eux, avec intelligence faible, absence de paroi cranienne osseuse du côté gauche ; le sixième enfant, mort à trois semaines de convulsions, était affecté d'un pied bot ; le septième, mort à un mois, avait un crâne « en pain de sucre ». (Cité par Ed. Fournier. *Stig. dyst.*)

moins des névropathiques, par lésions profondes en leurs centres nerveux, ou par troubles seulement fonctionnels ; et ces descendants d'alcooliques offriront ainsi des manifestations de ce que j'appellerai volontiers l'hérédo-para-alcoolisme, comparable à l'hérédo-para-syphilis ou à l'hérédo-para-tuberculose, c'est-à-dire des dystrophies, des arrêts de développement, des monstruosités.

C'est donc la même action encore de mort ou de dégénérescence que sur le germe a généralement toute intoxication ou infection ; et le descendant de l'alcoolique sera affecté par son poison, comme le descendant du syphilitique ou du tuberculeux l'est par leurs virus ou par leurs toxines.

Et d'abord nous retrouvons la caducité du germe, la non-viabilité du fœtus ; l'alcoolisme est, comme la syphilis ou la tuberculose, gravement fœticide ou infanticide.

Du fait de l'alcoolisme, par la polymortalité des jeunes, on a vu souvent en Bretagne la disparition de familles en deux ou trois générations. Or l'alcoolisme ne sévit pas qu'en

Bretagne, je l'ai vu pénétrer, infecter des régions de la France, la Provence, par exemple, où il était inconnu, où même presque tout le monde autrefois buvait peu, très peu du vin qui s'y récolte.

Nous retrouvons ensuite des dystrophies, des retards, des imperfections, des déviations du développement physique : l'infantilisme, les malformations multiples déjà vues ailleurs (asymétrie du crâne, microcéphalie, hydrocéphalie) ; des retards, des imperfections et déviations du développement intellectuel et moral (débilité intellectuelle, imbécillité, idiotie) et cette prédisposition particulière que nous indiquions à des troubles nerveux, névroses ou psychoses, etc.

L'excitation réflexe est singulièrement exaltée chez les descendants des alcooliques, et des absinthiques plus encore. Alcool, absinthe, et leurs congénères, de tels poisons sont donc particulièrement funestes à des races déjà très nerveuses, et trop à la merci déjà de leurs mouvements réflexes[1].

[1] A l'excitation physiologique plutôt heureuse que les

L'hystérie et ses stigmates sensitifs, sensoriels, psychiques, se rencontrent trop fréquemment dans la descendance des alcooliques, et aussi, ce qui s'en rapproche, le manque d'équilibre dans les facultés, l'insuffisance de l'attention, et l'insuffisance de la volonté, les impulsions violentes, la moralité ou l'immoralité, la dépravation précoces. Les statistiques criminelles nous montrent la progression croissante chez les jeunes gens, chez les enfants même, des délits ou des crimes, en relation peut-être avec l'extension et l'aggravation croissantes de l'alcoolisme.

Aux troubles fonctionnels révélant aussi chez ces dégénérés ce que nous avons observé déjà à propos de l'hérédité nerveuse, l'état rudimentaire probable, et par arrêt de développement, des cellules nerveuses supérieures, restant pour ainsi dire *plus animales qu'humaines*,

vieux vins de France, non frelatés encore, donnaient peut-être à la race française, l'alcool a fait succéder une excitation trop souvent morbide, plutôt sombre et triste, une intoxication profonde qui affecte ou peut affecter gravement le système nerveux de la race. J'ajouterai que l'intoxication vinique, et c'est toujours une question de dose, peut avoir tous les effets de l'intoxication alcoolique.

peuvent donc s'ajouter dans les centres nerveux des altérations plus apparentes, des malformations et lésions anatomiques, et ailleurs enfin, des dystrophies de toutes sortes ; et l'alcool ainsi, toujours par les mêmes causes, toujours par un trouble apporté, arrêt ou déviation, dans le développement de l'organisme, l'alcool sera tératogénique.

Mais ce n'est pas assez de toutes ces tares de dégénérescence pour la race, ni de la polymortalité du fœtus ou de l'enfant, la tuberculose menace et atteint très souvent ces héréditaires. Elle est l'une des façons de disparaître pour eux, comme pour leur père ou leur mère ; et sans doute, dans l'intérêt de la race, cela est préférable encore à son encombrement et à sa détérioration par tous ces déchus, ces dégénérés de corps, d'intelligence et d'âme qui ne remplissent pas que les asiles, les maisons d'aliénés, les prisons, mais dont quelques-uns fréquentent la politique, les lettres, les arts, ou ce que l'on nomme ainsi, et dont tous promènent à travers la vie leur inaptitude à la vie, leur vagabondage, leur turbulence ou leur passivité, leur nuisance ou leur misère incurables, échouent presque toujours et partout, sont des ratés, des impuissants, ou des dangereux quand ils agissent, sans fin accroissent l'armée du mal.

Sont-ce bien là en vérité des semences qu'il faille multiplier et répandre ? Et ainsi dans bien des cas, dans les cas graves, ne sera-t-il pas très légitime d'interdire le mariage à l'alcoolique[1] ?

Mais le pourra-t-on jamais, et quand il ne s'agit pas de mariage, ailleurs, dans l'union libre, pourra-t-on interdire sa lamentable fécondité ? L'alcool en effet semble un aphrodisiaque, comme la toxine peut-être de la tuberculose, — au commencement du moins, car plus tard et de bonne heure, l'alcoolique pro-

[1] « Chez l'alcoolique, une amélioration et une guérison sont parfaitement possibles. Certes il est des malheureux chez lesquels plusieurs organes, en particulier le cerveau, ont tant souffert, qu'il ne leur est plus possible de revenir à l'état normal. L'interdiction du mariage devrait être maintenue pour les alcooliques, non seulement tant qu'ils n'auraient pas donné de garantie contre une rechute, mais encore tant que les suites de l'alcoolisme constitueraient quelque danger. (Professeur Hegar. *Deutsche Revue*.)

fondément intoxiqué paraît devenir impuissant.

Certes, je ne doute pas, et je l'ai dit, que l'absurde ne soit la loi du monde, et qu'il est et sera toujours difficile de lui résister et de le vaincre. Il le faut tenter cependant, et cette lutte inégale et rude n'est pas sans intérêt.

Donc, c'est vrai, tout cela durera et longtemps encore; mais ne sera-ce pas beaucoup déjà que la plupart des femmes, inconscientes jusqu'ici, celles du mariage ou de l'union libre, par nous peu à peu soient rendues conscientes, sachent enfin ce qu'elles ignoraient? Bientôt elles apprendront, elles sauront presque toutes que les enfants qui naîtront, légitimement ou non, de ce mari ou de cet amant alcooliques, trop souvent seront des condamnés à mort, ou seront des êtres voués à l'imbécillité, à l'idiotie, à l'épilepsie, ou des prédisposés à la prison, au bagne, à l'échafaud, ou simplement à l'assommoir, au bar, par la même impulsion qui y poussait leur père.

Le mouvement féministe, qui a tort et qui

a raison comme d'autres mouvements sociaux, a pour moi ceci d'excellent qu'il protégera les femmes, en les éclairant, les instruisant, les faisant plus conscientes, contre la bestialité, l'injustice, le sans-pitié, les attentats de l'homme.

Et de cela, et d'autres résistances, et de tous les efforts convergeant vers un mieux, vers un idéal si lointain qu'il soit, il résultera quelque progrès sans doute, malgré cet absurde et ce désordre, qui semblent donc la loi du monde, qui en sont du moins l'état habituel et accepté, et comme normal, tant il est habituel, et accepté.

Quand on parle de l'alcoolisme, on regarde toujours en bas ; mais en haut, dans les hautes classes, il sévit également, et des médecins mêmes l'oublient trop.

Ici encore on peut dire que les extrêmes se touchent ; car c'est donc tout en haut, ou tout en bas de l'échelle sociale, que le mal sévit avec le plus de fréquence et de force, rétablissant l'égalité entre ces deux mondes, comme font la maladie et la mort. Mais l'empoisonnement en haut n'a pas les excuses que les miséreux, avec quelque justesse, pourront nous opposer longtemps.

Alcoolisme, syphilis, tuberculose règnent donc en haut comme en bas, et, par un circulus sans fin, sans fin en descendent et en montent.

Alcoolisme, syphilis, tuberculose, on sait comme cette triplice a décimé, décime toujours certaines aristocraties de l'Europe[1].

L'alcoolisme — car toute question est si complexe — pourrait cependant aux yeux de quelques esprits, plus littéraires que médicaux, à côté de ces dommages qu'il cause très

[1] Comme il existe des associations microbiennes qui aggravent un état morbide, il existe donc des associations de dégénérescences qui aggravent un état morbide héréditaire. Par exemple j'attribuerai à l'association de l'alcoolisme et de la syphilis l'effrayant tribut que paient les hautes classes, en certains pays, à la scrofule, à la tuberculose ou aux maladies nerveuses.

Dans la pathologie des peuples, dans l'histoire à écrire encore de leur décadence, l'on devra tenir compte de ces dégénérescences associées dues aux malades héréditaires, dégénérescences qui, je ne le saurais trop dire, aboutissent toutes à des diminutions, à des misères, à des lésions intellectuelles et morales, tout autant qu'à des diminutions, à des misères, à des lésions physiques.

évidemment à la race, avoir le mérite de favoriser peut-être, en arrosant et excitant certains cerveaux, l'éclosion du talent, et même du génie. Je ne serais pas étonné en effet que des talents et des génies, plus ou moins fous, ne pussent de temps en temps se rencontrer dans la descendance d'alcooliques, mais d'alcooliques très bien doués déjà, de même que l'inspiration se pourrait rencontrer parfois, mais combien peu sûre, peu durable, et, si elle se prolongeait, funeste ! dans une excitation par les alcools des vins de France, du Rhin, de Hongrie.

Je crois cependant que cette façon de procréer ou de creer des œuvres d'art et des poèmes, des artistes et des poètes n'est pas la bonne : la folie ou l'usure est trop près, et l'on s'en aperçoit en certaines littératures ; j'en donnerai seulement un exemple : dans la littérature des grands dramaturges anglais du XVIe siècle, l'alcoolisme, coutumier à la race, trahit parfois cette influence trop directe.

Une certaine excitation des cellules supérieures cérébrales, mais demeurée physiologique, pourrait donc aboutir à des manifestations brillantes ou fumeuses, sinon du vrai génie qui est sain, du moins de certains génies et de certains talents ; mais la frontière de l'état pathologique est si près, tout cela de si près confine à l'état morbide, à la folie, que je n'envie guère pour un peuple ces sortes de talents ou de génies [1].

Il ne faut oublier jamais cette loi de la physiologie : une cellule s'use et dégénère par une excitation trop forte qui dépasse celle inhérente à son rôle physiologique.

Le bien ne sort pas du mal ; le vrai génie ou le vrai talent, sains et robustes, ne sont donc pas semés, enfantés par la folie, la névrose, l'alcoolisme ; le génie, le talent des Grecs du temps d'Eschyle et de Phidias, n'ont pas eu de ces origines, ni ceux des grands penseurs ou des poètes hindous (qui pour la plupart très probablement étaient végétariens) ; et en finissant ce chapitre, je tenais à le démontrer.

[1] Le problème de ces influences de l'alcoolisme dans la littérature et dans l'art serait intéressant à étudier et bien

Je n'ai pas à insister sur d'autres intoxications telles que celles par le plomb, la mor-

digne de tenter, après Mme Ar. Barine, qui a écrit un si beau livre sur les *Névrosés dans la littérature*, ce rare esprit philosophique et scientifique, M. le professeur Grasset. M. Grasset vient de prouver encore toute sa finesse, toute sa justesse d'observation et de raisonnement, dans un récent opuscule, où il dit le dernier mot, le mot d'absolue vérité, sur la question des rapports du génie ou du talent avec la folie et les névroses. Dans ce travail, il démontre contre l'école de Lombroso que le talent ou le génie ne sont nullement une névrose, mais peuvent se rencontrer parfois en leur compagnie, par cette raison d'abord qu'il y a chez les poètes et les artistes, ou qu'il y a eu aussi chez leurs ascendants prédominance de la vie nerveuse, de la suractivité et de la surexcitation nerveuses. Il n'est pas vrai que de hautes, de sublimes facultés mentales soient la conséquence d'un état pathologique, soient donc de la névrose ou de la psychose ; car elles peuvent se montrer aussi chez des êtres parfaitement sains, sans tare nerveuse, et dont les ascendants n'en présentaient pas davantage. La névrose ou la psychose peuvent cependant accompagner le talent ou le génie, être de même famille nerveuse si l'on veut, leurs cousines, mais des cousines pauvres. Les localisations cérébrales, comme le dit Grasset, expliquent très bien que le génie ou le talent soient ici, et que la maladie soit là, mais très distincts; et la prédisposition des artistes ou des poètes à des troubles nerveux provient donc de leur nervosité, de leur suractivité cérébrale, de leur hyperhémie cérébrale, qui peuvent dépasser aisément la limite physiologique, et, qui, chez quelques-uns, semblent un legs héréditaire. En un mot, le talent ou le génie, ce serait la fleur rare, mais qui se rattache à l'évolution naturelle toute physiologique de la plante, et ce ne serait pas comme la perle, rare aussi, l'effet, la création d'un état morbide.

Et l'alcoolisme, dans un cerveau bien doué, pourra donc produire une certaine excitation, une certaine hyperhémie qui, restant à l'état physiologique, ne gênera pas et même éveillera, favorisera, aidera peut-être l'éclosion du talent

phine, le tabac, qui produisent sur la descendance encore, et par des causes analogues, des effets analogues de dégénérescence. Le plomb, quand il n'entraîne pas l'infécondité de l'homme ou la stérilité de la femme, lui aussi tue le fœtus ou l'enfant, provoque des séries d'avortements ou d'accouchements prématurés, fait des idiots, des imbéciles, des épileptiques, des enfants qui seront affectés de convulsions, de maladies cérébrales, parce que ce poison, comme l'alcool, spécialement aussi affecte le système nerveux dans son développement.

Guéris de leur intoxication, comme le syphilitique ou l'alcoolique guéris, le saturnin ou la femme saturnine qui, sous l'influence du poison, n'ont eu que des enfants morts ou malades, peuvent procréer des enfants sains.

Analogue serait l'influence héréditaire des

ou du génie, mais qui, dépassant la frontière, pourra devenir pathologique et créer des accidents morbides, produire à côté de ce talent ou de ce génie, pour l'entraver, le torturer, parfois l'étouffer, la névrose ou la folie même. Mais le talent, le génie peut leur résister, leur survivre, donc il en est distinct, comme la santé l'est de la maladie.

empoisonnements par le mercure, par le sulfure de carbone, par la morphine [1].

Dans tous ces cas d'intoxication, le rôle du médecin sera donc parfois d'interdire le mariage ou la procréation d'enfants, voués par l'hérédité presque fatalement ou à la mort ou à des tares graves.

L'impaludisme est de même un mode d'intoxication, parfois assez profonde pour produire encore des accidents semblables.

Mais je ne puis énumérer, rappeler toutes les intoxications et les auto-intoxications, toutes les maladies, toutes les causes morbides qui peuvent plus ou moins gravement affecter la vie et l'évolution du germe. Je traite surtout ici une question générale, je donne quelques indications, quelques exemples ; je ne songe pas à complètement traiter et épuiser mon sujet. Je ne parlerai donc plus que de

[1] On sait que le morphinomane rend trop souvent sa femme morphinomane avec lui, fait d'elle sa complice.

la consanguinité, du cancer, et des affections du cœur qui pourraient en de certains cas être ou sembler aussi des contre-indications au mariage.

La question de la consanguinité est fort simple et elle est aujourd'hui jugée. Là encore, les éleveurs, si on les avait interrogés, auraient répondu ce qu'il y avait à répondre. Par les mariages consanguins, les tares qui s'unissent se multiplient et s'aggravent. Mais dans les races saines, les êtres sains qui s'unissent n'unissent que des éléments de santé, et les transmettent à leur descendance, en les fortifiant plutôt.

Pour les maladies du cœur, au point de vue du mariage, il faut s'en rapporter à ce que M. le Prof[r] Jaccoud, M. Rendu et M. Huchard ont dit d'elles. Peter en avait exagéré le danger pour la mère ; car il n'existe que pour la mère, rarement pour la race.

Le cas n'en reste pas moins l'un de ceux qui, avant le mariage, devront être soumis à l'appréciation du médecin, unique juge en la question.

Quant au cancer, sa transmission héréditaire est-elle très fréquente ? son hérédité ne nous paraît surtout que celle d'une prédisposition ; de nouveau, elle peut tuer un individu, elle ne semble pas entraîner la dégénérescence de la race. Dans le cas d'un cancer, dont on redouterait la transmission possible, c'est au médecin seul à juger [1].

Pour le médecin cherchant à prévenir, et c'est son devoir, toutes ces dégénérescences, il en resterait bien des causes à reconnaître et étudier encore. Il y aurait par exemple : le surmenage intellectuel ou physique, le long séjour dans les grandes villes, la sédentarité, l'alimentation mauvaise ou in-

[1] « Pour les déformations, les infirmités, comme la syndactylie, les becs de lièvre, le danger, dont elles menacent la race, peut être démontré par le fait que ces anomalies ou des anomalies analogues ont été constatées déjà dans plusieurs générations d'une famille, sans que ce soit donc la même tare toujours qui se répète, une autre la pouvant remplacer dans les générations suivantes. Mais une altération profonde du plasma germinatif est ainsi mis en évidence ; et pour les individus affectés de ces vices héréditaires, toute union devrait être interdite », dit le professeur Hegar, peut-être ici trop radical. V. *Deutsche Revue*.

complète, la mauvaise aération, c'est-à-dire la mauvaise alimentation pulmonaire, et toutes les maladies laissant ou mettant l'un des générateurs, parfois les deux, dans un état de misère physiologique : plus loin, nous retrouverons quelques-unes de ces causes, quand nous parlerons du moment de la conception. L'on verra que, pour produire ces états de déchéance transmissible à la race, il s'agit toujours soit d'infections et d'intoxications, telles que les infections et intoxications que j'ai montrées, soit d'auto-intoxications aiguës ou chroniques, soit de nutrition incomplète.

L'une ou quelques-unes de ces causes pourront faire comprendre comment, parmi des enfants sains, un ou plusieurs naissent malsains, malingres, mal formés, infirmes ou difformes, de parents sains, du moins jusqu'alors, ou qui l'étaient en apparence.

VI

LE MOMENT DE LA CONCEPTION

Le médecin devra intervenir assez souvent encore pour la protection de la famille à venir, en indiquant le moment favorable à la conception, et en portant à la connaissance du mari certains enseignements dont pourront dépendre la santé, la vie de sa descendance.

C'est la même chose toujours que je répéterai : l'ignorance, l'inconscience dans les actes intéressant le plus la santé, la force, la vie de ceux que nous appelons à nous perpétuer, et à perpétuer l'espèce, ne peut vraiment durer.

Il y avait autrefois des conjonctions d'astres, recherchées pour les conceptions, et désirées pour les naissances ; il y a pour la conception, aujourd'hui et toujours, des conditions de santé générale qui sont nécessaires aux époux voulant donner à leur enfant le plus de chances possibles de venir au monde vivants et très vivants, doués de toutes les qualités, physiques, intellectuelles, morales, utiles ou indispensables dans la vie, et dans la lutte pour la vie[1].

[1] Ce chapitre était écrit déjà, quand M. le Profr Pinard, à qui je suis heureux de pouvoir exprimer ici mon admiration et ma sympathie, pour toute cette protection dont il a couvert, et avec plusieurs de ses collègues, la femme pauvre avant ses couches, et pendant ses couches, puis son enfant, m'a bien voulu communiquer l'une de ses conférences et l'une de ses leçons. (Conférence faite à Troyes, et reproduite par le *Troyen hebdomadaire* du 10 décembre 1899; et leçon clinique d'ouverture faite à Baudelocque et reproduite par le *Bulletin médical*, 7 nov. 1898.) L'on y retrouvera certaines des idées que je viens d'exposer et développer, mais appuyées de la grande expérience du maître, de sa haute autorité scientifique; et vraiment ces paroles ont trop d'importance pour que je ne me fasse pas un devoir de les reproduire presque entièrement.

M. Pinard, s'étonnant à bon droit que l'élevage des enfants reste traditionnel, tandis qu'est scientifique aujourd'hui celui des animaux, a donc particulièrement, on le sait, étudié la *puériculture* (le mot est de lui), c'est-à-dire l'art d'élever les enfants et de les multiplier.

Il rappelle d'abord que si l'art de guérir est souvent impuissant, puissante au contraire est la prophylaxie dans notre lutte contre le mal; et il rappelle, le pouvant faire avec quelque fierté, tout ce qui a été accompli depuis peu d'années en faveur de la femme avant et pendant l'accouchement, les principaux progrès réalisés en vue de conserver l'un des deux êtres, dont l'accoucheur a la sau-

Or, il est des moments qu'il faut préférer,

regarde : la mère. » Puis il rappelle ce qui a été fait pour l'enfant, et ces aphorismes qu'il a fait graver sur les murs de son hôpital et qui, en peu de mots, résument quelques-uns des principes soutenus toujours si ardemment par lui :

« — Le nouveau-né a d'autant plus de chances de devenir un être sain, vigoureux et intelligent, qu'il est né à terme.

« — Le devoir de la société et de l'accoucheur est de faire naître les enfants à terme.

« — Mener la grossesse à terme, procéder à l'accouchement sans danger pour la mère et avec le minimum de traumatisme pour l'enfant : tel doit être l'idéal de l'accoucheur.

« — L'embryotomie sur l'enfant vivant a vécu.

« — Toute mère non malade doit allaiter son enfant. »

« — Le lait de la mère appartient à son enfant. »

« Oui, pour que l'enfant qui naît à terme et vigoureux, ne devienne ni malade ni nuisible, il faut, quoi qu'on ait dit, qu'il soit nourri par sa mère. Je m'explique.

« Il ne doit pas contracter d'entérite ou de gastro-entérite, c'est-à-dire la maladie qui tue tant d'enfants la première année. Et *la seule nourriture qui lui convienne*, qui empêche cette maladie de naître et de se développer, c'est le lait de la femme pris au sein. C'est ainsi que l'enfant ne sera pas malade.

« Et pour qu'il ne soit pas nuisible, il ne faut pas qu'il prenne le lait appartenant à un autre enfant ; car, quatre-vingt-dix fois sur cent et plus, le lait fourni par une nourrice mercenaire est un produit volé à un autre enfant. Donc, l'enfant doit être allaité par sa mère. C'est ainsi qu'il ne sera pas nuisible. »

« Pour ces raisons les accoucheurs éclairés ont entrepris une croisade réclamant pour l'enfant le droit au sein maternel, et pour la mère le droit et le pouvoir d'allaiter son enfant.

« Sur ce terrain prophylactique, bien que nous ayons déjà fait de grands progrès, nous ne sommes pas encore complètement victorieux. Nous avons à lutter contre la

rechercher, et d'autres qu'il faudrait éviter

routine, l'indifférence, l'égoïsme féroce, et aussi contre les erreurs propagées malheureusement encore par quelques médecins. C'est ainsi qu'ils vantent les avantages du lait stérilisé pour le nouveau-né et ceux du rassemblement en grand nombre d'enfants nouveau-nés séparés de leurs parents. Inutile de réfuter ces hérésies ; je l'ai fait ailleurs.

« Nous savons que pour conserver l'enfant, il ne faut pas le séparer de sa mère, que, pour le faire se développer normalement, l'allaitement maternel doit être la règle, que le lait pur non contaminé doit constituer la nourriture exclusive de la seconde enfance. Mais cela ne suffit pas. Les règles d'hygiène respectées, et les enfants encore soustraits plus tard aux intempéries, aux épidémies, pourra-t-on les conserver tous, et les verra-t-on tous se bien développer ? L'on sait que non ! »

Et M. Pinard rappelle alors les tares héréditaires ; et devant le public spécial qu'il trouvait à Troyes, d'agriculteurs surtout, il montre l'importance de la graine qui doit être pour l'homme, comme pour l'animal ou le végétal, bonne et saine d'abord.

« Tout enfant (garçon ou fille), porte des graines : l'enfant fille un peu plus de 300 000 graines ; l'enfant garçon en est plus riche encore. Ces graines existent toutes à la naissance. Il ne s'en forme pas pendant la vie. Je dirai plus, et cela est bien suggestif, la première chose qui apparaît à la naissance d'un individu, c'est sa graine, c'est-à-dire la deuxième génération.

« Ainsi les parents ne nous ont pas seulement donné la vie, mais ils ont préparé celle de nos enfants. Ce dépôt, le plus sacré que je connaisse, nous est donc confié.

« Cette graine va sommeiller jusqu'à l'époque de la puberté, n'étant guère influencée par les maladies qui peuvent nous affecter. Puis à un certain moment ces graines semblent s'éveiller ; elles tirent de notre substance les éléments nécessaires à leur développement et à leur maturité. Elles ne vont plus seulement être constituées par les éléments qui viennent de nos parents, mais jusqu'à l'heure où cette graine, par la rencontre avec une autre, formera un nou-

pour la procréation, et tous les éleveurs le

vel être elle sera sous l'influence de notre organisme.

« J'ajoute que cette maturation des graines ne se fait pas en masse, mais successivement ; elle se produit chez la femme pendant une période limitée, indéfiniment chez l'homme. Donc à partir de la puberté, d'une façon incessante, nos graines se transforment pour arriver à l'état de maturité.

« Ainsi nos parents ont déposé sur notre propre terrain une semence que nous avons à conserver, puis à développer.

« Que notre terrain reste bon, sain, nos graines ne peuvent qu'être influencées d'une façon heureuse. Nous ajouterons nos propres qualités aux qualités ancestrales, et les graines vertes, le dépôt que nous confierons à nos enfants sera plus précieux, plus riche que celui que nous aurons reçu.

« Au contraire, que notre terrain devienne malade, soit frappé de misère physiologique ou de déchéance pathologique, le développement de nos graines se fera imparfaitement, irrégulièrement, et leur impulsion évolutive sera amoindrie ou même annihilée : nos produits seront tarés. L'on comprendra maintenant comment se produit ou peut se produire soit l'hérédité physiologique, soit l'hérédité pathologique.

« Ceci ne justifie-t-il pas le culte et le souvenir des ancêtres ? Que de reconnaissance due par les enfants aux parents, quand ces derniers leur ont transmis intacte ou augmentée la graine qui les a fait naître ! Et les Chinois ont raison, lorsqu'ils anoblissent les aïeux du Chinois qui s'est fait illustre. »

La question des tares héréditaires, syphilitiques, alcooliques surtout, est trop connue pour que je reproduise ce qu'en dit M. Pinard dans sa leçon de clinique ; je tiens à reproduire au contraire tout ce qu'il a dit dans sa leçon et sa conférence sur cette question si grave et mal connue, le moment de la conception.

« Dans les familles où à côté d'enfants sains et vigoureux, j'ai assisté à la naissance d'un enfant, offrant à ce moment ou plus tard les stigmates manifestes de la dégé-

savent ; il faudrait éviter tous ceux où par

nérescence, alors que la grossesse et l'accouchement de ce produit s'étaient passés dans des conditions physiologiques, alors que d'autres enfants sains et vigoureux étaient nés ensuite, j'ai pu presque toujours dépister, saisir et faire connaître aux parents la cause de cette calamité. Et en compulsant mes notes, laissant de côté tout ce qui concerne les syphilitiques et les alcooliques, je constate :

« Dans 23 familles, parmi lesquelles je trouve au milieu d'enfants bien portants, l'existence d'un dégénéré, d'un infirme ou d'un idiot, 22 fois j'ai pu constater ou faire constater aux parents que l'un des deux était, au moment de la procréation, ou *malade* ou *convalescent*.

« J'ai trouvé 12 fois la convalescence de la fièvre typhoïde, 5 fois la grippe, 2 fois l'ictère, 1 fois le rhumatisme articulaire aigu, 2 fois la goutte. Dans un seul cas, je n'ai rien pu déceler d'apparent. J'ai fait des constatations aussi nombreuses qu'importantes prouvant l'influence de l'état physique et psychique des générateurs au moment de la procréation. Je suis absolument convaincu aujourd'hui que tout état pathologique, toute dépression physique et morale, toute déchéance physiologique, en un mot, de l'un des générateurs ou des deux, a une influence manifeste sur le produit de la conception et sur son développement futur.

« Car ce n'est pas seulement l'hérédité dite constitutionnelle qui se transmet, mais encore l'état dans lequel se trouvent les éléments cellulaires au moment accidentel de la procréation. Je dis : au moment accidentel, car, hélas ! l'acte procréateur, qui d'après ce que nous savons aujourd'hui, devrait être précédé d'une préparation, n'est que trop souvent, pour ne pas dire plus, l'effet du hasard. Combien peu se demandent s'ils sont aptes à procréer, et songent aux conséquences si graves de cet acte ! Il est temps que l'égoïsme fasse place au respect que l'on doit avoir pour sa descendance, et j'ose espérer que, lorsque ces faits seront bien connus et vulgarisés, nombre de parents, dans bien des circonstances, s'abstiendront de procréer autrement que dans un état physiologique aussi bon que possible.

une maladie récente, par une intoxication

« Le syphilitique, l'alcoolique, le goutteux, le rhumatisant, le convalescent, le surmené, le déprimé, etc., n'hésiteront pas à s'abstenir de procréer, quand ils sauront que la dégénérescence, pour ne pas dire plus, peut menacer leur descendance, conçue en de telles conditions. C'est en faisant ainsi de la puériculture avant la procréation, c'est-à-dire en faisant encore de la prophylaxie que l'on arrivera à diminuer le nombre des déchets sociaux. C'est de cette façon que l'on arrivera, j'en ai la conviction profonde, à diminuer le nombre des inégalités naturelles, celles que l'on dit fatales. C'est en entrant et en persévérant dans cette voie que l'on réagira contre la dégénérescence de la race, et que, plus tard, l'atavisme ne transmettra aux générations futures que des éléments de sélection et non des éléments de décadence. L'avenir de la race est en grande partie sous la dépendance de la puériculture avant la procréation » (Leçon d'ouverture.)

Et dans sa conférence, M. Pinard dit encore :

« En présence de la constatation des hérédités morbides, n'est-il pas effrayant de penser aux conditions dans lesquelles, à l'heure actuelle, presque tous les enfants sont procréés! Tout dépend du hasard. Qui pense à sa graine, à ses enfants? Personne. Qui doit y penser? tout le monde. Quand doit-on y penser? Toujours.

« M'en voudrez-vous si je demande aujourd'hui une révolution dans les mœurs? Et ne la jugerez-vous pas comme moi nécessaire et urgente? Alors que le nombre des faibles, des infirmes augmente sans cesse, alors que la moyenne de la taille de nos conscrits partout s'abaisse, alors que dans plusieurs départements, au moment de la revision, sur 1 000 conscrits réformés, 200 l'ont été, soit pour infirmités, soit pour faiblesse de constitution ou arrêt de développement, alors que nous savons la cause principale de cette décadence, alors enfin que la dépopulation apparaît si inquiétante, allons-nous persévérer dans nos funestes habitudes traditionnelles et assister impassibles à la déchéance, à l'anéantissement de notre race? — Non, n'est-ce pas, il faut réagir. Mais comment? Par l'éducation, par l'éducation, par l'éducation.

chronique ou aiguë, non guérie encore et non guérie depuis un certain temps, par un surmenage quel qu'il soit, le taux de la vitalité est chez l'un des générateurs certainement diminué.

Ce sera le cas par exemple d'un homme ou d'une femme en convalescence de fièvre thyphoïde ou de toute autre maladie grave ; ou bien de la femme profondément chlorotique ou anémiée. Le surmenage d'un savant ou d'un homme de lettres, travaillant presque toutes les nuits [1], doit constituer pour eux

« A tous ceux qui sont en puissance de procréation, hommes et femmes, il faut faire connaître et toucher du doigt la plaie vive. Alors, deux sentiments contraires aideront puissamment et rapidement à la révolution ou à l'évolution que je réclame, la morale et la responsabilité d'une part, d'autre part l'intérêt bien entendu, ou l'égoïsme et l'orgueil.

« Il n'est pas possible qu'un homme honnête éclairé, ne s'abstienne, en songeant qu'il est dans des conditions telles qu'il procréera peut-être un dégénéré. Comment ! on condamne pour homicide involontaire : et de quoi se rendra donc coupable celui qui donnera la vie à un idiot, en sachant ce qu'il fait ? et ne sera-t-il pas un infâme criminel celui qui, en connaissance de cause, fera naître un infirme ? Quels désespoirs ai-je vus déjà, quand en face d'un infirme ou d'un monstre venant de naître, je disais au père après enquête : Vous êtes le coupable. Coupable involontaire, je le veux bien, mais non moins malheureux, et qui me jetait ce cri dans un sanglot : « je ne savais pas ! »

[1] Je crois observer un cas semblable dans la descendance

un état un peu analogue à l'état d'ivresse : il y a aussi les ivresses de la pensée, et l'usure qui vient d'elles, en phosphore par exemple, a été depuis longtemps signalée.

Donc tout état d'intoxication, ou d'auto-intoxication, par un surmenage, je suppose, que suit une grande fatigue, devrait être soigneusement évité au moment de la conception [1].

La dépense nerveuse excessive que font les hommes de génie ou de grand talent pourrait expliquer déjà ce que d'ordinaire est leur descendance ; et puisque tous ou la plupart d'entre eux tiennent à la vitalité de leurs aiglons,

d'un savant illustre dont la femme ainsi que lui ne présentait aucune tare, était seulement lymphatique, hystérique peut-être, et qui a donné naissance à un fou, à un être certainement de génie et sans nulle tare névropathique, et à deux imbéciles.

[1] Est-ce parce que la mère est trop jeune, le moule comme imparfait encore, ou que la conception de l'enfant a de trop près suivi le surmenage des fiançailles et du mariage? mais l'aîné n'est pas le plus fort toujours, et le droit d'aînesse serait peut-être une erreur physiologique. La trop grande jeunesse ou le trop grand âge des époux ou de l'un d'eux peuvent être une cause aussi de débilité chez l'enfant ; et l'usage en Orient, autorisé par la loi, de se marier trop jeune expliquerait à lui seul, la décadence, l'infantilisme de certaines de ses races.

peut-être feraient-ils bien par un long repos, surtout physique, et en des conditions de parfaite hygiène, comme celui que dans de gras pâturage les éleveurs savent imposer parfois à leurs reproducteurs avant la saillie, de préparer l'acte grave qui perpétuera ou non leur génie et leur dynastie [1].

La plupart des êtres naissent du hasard, et lequel ? je le laisse à deviner, fermant les rideaux de l'alcôve.

Et cependant il est grave de créer un être ; et la conception de l'être, dont nous viendront dans l'avenir des joies et des fiertés, ou des angoisses, des désespoirs, de la ruine et des hon-

[1] Cette déchéance des fils d'hommes de génie n'est point aussi commune qu'on le soutient d'ordinaire ; et l'on connaît beaucoup de familles dans lesquelles les grands talents se sont transmis pendant plusieurs générations, mais il n'y a pas lieu de s'étonner si le contraire se produit, puisque à la production de tout être concourent deux personnes. Si le père est remarquablement intelligent mais la mère une sotte, il ne faut pas s'attendre à avoir un Gœthe ou un Kant. La déchéance rapide — mais non pourtant absolument générale — quelquefois remarquée dans la descendance des hommes de génie, et que l'on attribue à « l'épuisement de la nature après la production d'un chef-d'œuvre », peut être souvent mise sur le compte de l'alcool ou de la syphilis. Prof. Hegar, *Deütsche Revüe*.

tes, généralement donc est livrée au hasard : cela réussit ou ne réussit pas. « Luxure, crée-moi une armée », dit un personnage de Shakespeare ; mais elle ne crée pas que des héros ou de bons soldats ; elle crée aussi et surtout les mauvais et les pires. Si, comme on le sait aujourd'hui, l'homme en état d'ivresse à la minute même de la conception, peut engendrer un épileptique, il est bon et il est temps de faire savoir qu'au moment de la conception la disposition organique, l'état du père ou de la mère peuvent avoir une influence profonde sur l'organisation et l'évolution du germe, sur la vie à venir de l'enfant. Il importe qu'on le sache, et on le doit savoir : et puisque le mariage a pour sa raison d'être cet enfant, et la race qu'il porte en lui, et la création d'une famille nouvelle, ce moment si grave mériterait d'être choisi parfois, de ne pas toujours appartenir au hasard, au caprice, à l'inconscient, jusqu'ici les seuls ordonnateurs du monde, ce qui en explique l'universel et perpétuel désordre ; et dès lors un homme malade ou affaibli, ou intoxiqué, — et ce qui est vrai du père l'est également et plus peut-être encore de la mère, — est un peu comme celui qu'en état de péché mortel, l'Eglise repoussait de la communion.

Oui, créer un être est chose grave, et c'est l'acte qui cependant est le plus légèrement et le plus animalement accompli. La superbe de l'homme est un peu humiliée, quand il songe avec quel mépris et par quels moyens et comment la nature l'invite, l'incite ou l'excite à la génération de son semblable.

Oui, créer un être est chose grave ; l'appeler, ou le forcer à vivre, à entrer en un monde où il pourra trouver, du fait ou non de ses ancêtres, la plus lamentable ou la plus atroce destinée, le créer, mais, en le créant, lui crever les yeux[1], car cela parfois est ainsi, ou le rendre impotent ou infirme ou difforme, ou imprimer dans sa substance grise, dans son cerveau, inconsciemment, je l'admets,

[1] « Une toute jeune fille est mariée à un syphilitique et presque aussitôt reçoit de lui la syphilis. Elle a des accidents secondaires sans gravité ; mais sept fois en cinq ans elle devient enceinte et ses grossesses aboutissent à trois fausses couches, un enfant mort-né, trois enfants syphilitiques, dont le premier meurt en bas âge, dont le second est affecté d'une névrose grave, dont le troisième est *sourd et aveugle* ! » Fournier, *Syphilis et Mariage*.

parce qu'on est ivre, un tel coup de pouce, une marque telle, qu'il en reste à jamais imbécile, idiot, ou déséquilibré, et dangereux pour tous et lui-même, à charge à lui-même et à tous, je dis que cela, même inconsciemment accompli, est chose grave ; et je crois et je dis qu'il serait mieux pour créer un être qu'on le pût faire, sinon en toute réflexion toujours et gravité, — comme les religions le désiraient, qui du mariage faisaient un sacrement, et ici la vraie science, on le voit, se rapproche beaucoup de ces idées religieuses, — du moins en pleine sécurité, et sans possibilité de remords.

Donc sur ce point encore la science interviendra dans le mariage, enseignant à beaucoup, à presque tous ce qu'ils ne savent pas, et ce que savent et nous apprendraient les éleveurs.

Mais le dogme sémitique est toujours là, repoussant avec hauteur ces analogies dégradantes, se refusant à accepter la parenté absolue de l'homme et de l'animal, cette parenté, cette fraternité qu'avait reconnue l'Inde, proclamée le vieux dogme aryen, hautement aujourd'hui confirmé par la science, puisque c'est dans le sang, dans la chair, dans les nerfs des animaux par les vivisections, par des expérimentations tristement cruelles, mais nécessaires, que nous cherchons le secret des lois de la physiologie ou de la pathologie humaines [1]. L'Inde a bien vu qu'entre les deux natures de l'animal et de l'homme il n'existait que des différences de degrés. Aux éleveurs ne craignons donc pas de demander comment se créent les animaux sains, robustes, et aussi les êtres de race ; et ces êtres de race, par des méthodes analogues, nous tenterons peut-être un jour de les produire et multiplier dans l'humanité, — or quelques-uns de nous en sont justement impatients, — pour arriver enfin à la forma-

[1] Il est même absolument inique, dans ces conditions, que l'homme aussi ne serve pas à des expériences, et le coupable, le condamné à mort par exemple, *mais* avec son consentement et l'offre d'une remise de sa peine, qu'il accepterait toujours. Son crime ne l'a-t-il pas du reste rapproché de la condition animale, comme fait sortir de l'humanité?

tion d'une aristocratie humaine, telle que la démocratie grecque la rêvait, mais dont paraissent se pouvoir et vouloir passer jusqu'ici nos démocraties modernes.

VII

LE MALTHUSIANISME ET LA DÉPOPULATION DE LA FRANCE

La science qui combat l'alcoolisme, et avec une ardeur, on le reconnaîtra, mal partagée par le législateur, tentera et ardemment aussi de combattre la dépopulation de la France, étant partout et toujours protectrice de la vie, et tenue par là de défendre la vie de la patrie, comme celle de l'individu ou de l'espèce [1].

[1] C'est un médecin, le Dr Bertillon, qui est aujourd'hui président de l'Alliance nationale pour l'accroissement de la population française. Tout le monde devrait lire, relire, répandre sa brochure : *le Problème de la dépopulation*, étude parue dans la Revue politique et parlementaire de juin 1897.

J'en tire ces quelques faits, qu'il faut rappeler toujours, ces cris d'alarme que l'on ne devrait cesser d'entendre :

« La France est de tous les pays du monde celui où la natalité est de beaucoup la moindre. Depuis cinq ans presque régulièrement les décès l'emportent sur les naissances. La natalité de l'Allemagne, de l'Autriche et de l'Italie est invariablement de 38 naissances annuelles

La dépopulation est pour le pays encore une de ces questions vitales, dont on ne devrait plus, quand on l'a un peu comprise et étudiée,

pour 1 000 habitants ; en France elle est de 21 à 22 seulement. Et de plus, en France, et en France seulement, elle va sans cesse diminuant !

« De là cette décroissance numérique qui fait que la France n'occupe plus dans le monde la position véritablement privilégiée qui était la sienne au siècle dernier.

« La population de la France à la fin du siècle dernier formait encore 28 p. 100 de la population des grandes puissances européennes ; elle n'en forme plus que 12 p. 100 aujourd'hui.

« Pour que la France conserve son rang actuel (je ne dis pas pour qu'elle reconquière son rang ancien), il faut donc que sa natalité s'élève à 38 p. 100 comme chez ses voisins. Sa population étant de 38 millions et demi d'habitants, il lui faut donc 1 364 000 naissances, chiffre qui dépasse de 30 000 son chiffre actuel.

« La vie des nations, même en temps de paix, est une lutte incessante, qu'il s'agisse du développement commercial, du rayonnement intellectuel, du génie scientifique et comment ne serions-nous pas menacés d'être vaincus dans la bataille des peuples, puisqu'il nous manque déjà 14 millions de combattants, sur lesquels nous devrions compter ?

« Les Français perdent tous les jours une bataille, disait de Moltke, car l'Allemagne gagne chaque jour sur elle 1 600 hommes.

« L'universalité de la langue française n'existe plus. La langue de Voltaire était celle que 27 p. 100 de la population européenne parlait de naissance. Aujourd'hui 46 millions d'individus parlent le français dans le monde, pour 100 millions qui parlent l'allemand, pour 115 millions dont l'anglais est la langue maternelle, pour 440 millions, c'est-à-dire le tiers de l'humanité, dont l'anglais est la langue officielle.

« L'industrie, le commerce, l'influence morale de la

se désintéresser un moment. Quand on sait, quand on voit clairement qu'il s'agit pour la France de revivre ou de bientôt mourir, et

France sont diminués dans le monde par la seule diminution relative de sa population.

« Les étrangers, les ouvriers étrangers envahissent de plus en plus la France, prenant la place de ceux *qui ne sont pas nés.*

« On ne saurait trop le répéter, la population est la source de toute richesse, parce que toute richesse a pour origine le travail, et que, le travail, ce sont les bras et les intelligences qui le produisent. »

Voir aussi *Un pays de célibataires et de fils uniques*, par Roger Debury, livre encore à lire et à méditer.

On y trouve ces chiffres et ces réflexions :

« Le nombre des naissances annuelles est actuellement :

1 800 000 en Allemagne
1 600 000 en Autriche-Hongrie.
1 150 000 en Italie.
1 125 000 dans le Royaume-Uni.
900 000 en France.

Nous laissons de côté la Russie d'Europe dont les 1 665 913 naissances (chiffre de 1888) correspondent à une superficie trop supérieure à la nôtre pour qu'un rapprochement soit équitable.

« Il naît donc 2 Allemands quand il naît 1 Français ; et dans vingt ou trente ans, il y aura deux soldats allemands pour 1 soldat français.

« Vers 1860, la France et l'Allemagne, prises dans leurs limites actuelles, avaient la même population : depuis, l'Allemagne a pris sur nous une avance d'environ 14 millions d'âmes.

« Si l'Allemagne continue dans cette voie et nous dans la nôtre, dans cinquante ans la population de l'Allemagne sera double de celle de la France. »

Bien que la nuptialité n'augmente pas (7 mariages pour 1 000 habitants), bien que le nombre des célibataires,

que, pour ne pas mourir, il faut que ces questions de l'alcool, de la dépopulation, entre bien d'autres, soient d'abord et enfin résolues, quand on sait et voit cela, comme le voient quelques-uns d'entre nous, on est épouvanté par la satisfaction officielle de ceux qui n'en ont pas souci, et qui pourtant ont la direction du pays, et préparent ses destinées futures.

Nulle question sans doute plus complexe, comme tant de questions sociales.

Je ne rechercherai pas ici toutes les raisons [1]

hommes et femmes, se soit accru depuis cinquante ans (le recensement de 1851 en dénonçait 914 788, le recensement le plus récent porte à 1 376 591 le nombre des Français non mariés, mais y compris les veufs), bien qu'il y ait en France 2 millions de familles stériles, la cause profonde, la vraie cause de la dépopulation, c'est la limitation des naissances, car il semble qu'en Allemagne la proportion soit à peu près la même et des mariages, et des familles stériles.

[1] On devine, on sait tant de questions qui s'y rattachent, et quelques-unes de ces raisons, c'est par exemple l'accroissement même des richesses, qui invite aux jouissances, mais aussi à l'économie, à la prévoyance, à l'épargne (les familles riches ont le moins d'enfants, les familles pauvres en ont le plus) ; et c'est l'illogique et absurde répartition de nos impôts, qui pèsent le plus lourdement sur les travailleurs, sur les pères de famille, sur les nombreuses familles ; ce sont les erreurs de notre code civil, qui divise, émiette si bien l'héritage, que le trop grand nombre d'enfants, à la mort du père, gêne sa succession, compromet ou ruine ses entreprises, fait d'une famille riche ou aisée une famille pauvre

qui font le malthusianisme, cause aujourd'hui la plus générale et la plus inquiétante peut-être de cette dépopulation, et conséquence de

ou mal à l'aise; et ce sont des mœurs familiales détestables, comme le dit très bien M. Bertillon, c'est la dot; et c'est aussi peut-être le développement croissant d'un certain égoïsme particulier aux nations vieillies, chez lesquelles peu à peu diminue le sentiment plus ou moins conscient de cette solidarité qui lie chaque être, c'est-à-dire chaque cellule de l'organisme social à l'organisme tout entier (et la mort n'est-elle pas la désagrégation des cellules, leur délivrance de la hiérarchie générale, qui leur est imposée, leur retour à l'anarchie parfaite ?).

Mais c'est aussi la croissance énorme des villes, de plus en plus dépeuplant les campagnes, ce grand réservoir de la race, l'attrait des villes, dont l'air, la vie sont généralement funestes à la santé de la jeune fille, de la jeune femme, multiplient leurs maladies spéciales, ont aussi leurs dangers pour l'homme. Ces raisons, elles sont si multiples et diverses : ce sont ces grandes villes encore avec la cherté de la vie et des logements, et la disposition, l'étroitesse de nos appartements où une famille ne peut se développer à l'aise. Et ce sont des raisons sociales, comme le fonctionnarisme, un fléau lui-même, par malheur toujours grandissant, le fonctionnarisme qui engage, oblige au célibat par la modicité des traitements.

C'est un peu le service militaire obligatoire, qui retarde pour l'homme son établissement, et qui trop souvent est une cause d'infections pour nos provinces, pour nos campagnes, et qui cependant est nécessaire, et qui pourrait être si utile, si bienfaisant, du jour où de la caserne, selon l'admirable idée du colonel Lyautey, on ferait comme une école dernière, qui continuerait, compléterait les autres, école d'hygiène, de morale, de dévouement, de patriotisme, de solidarité, la plus large, la plus vraie des universités populaires, tout en restant une école de guerre, et du jour où les officiers auraient compris, accepté ce grand rôle social.

Ce sont toutes les maladies que nous avons vues, trans-

bien des nécessités sociales ou économiques. Et avec lui, il y a sans doute encore parmi les causes de dépopulation toutes les maladies, hé-

missibles à la race, tant de maladies *évitables*, et que l'*on devrait donc éviter*, et qu'il faut donc combattre et combattre avec espoir de les vaincre, la tuberculose et la syphilis, par exemple, la tuberculose par une prophylaxie plus active, par des soins mieux donnés d'abord aux classes pauvres, d'où l'infection, comme celle de toutes les maladies contagieuses, sans cesse remonte vers les hautes classes, juste châtiment parfois de leur indifférence ou de leur égoïsme, et la syphilis par une bonne réglementation de la prostitution, mais non pas, il semble, comme le voudraient quelques âmes ignorantes et naïves, dans le sens de l'indulgence, du laisser faire, du laisser aller.

Et c'est la guerre enfin, les guerres depuis cent ans, notre honneur sans doute, notre folie parfois, qui d'une telle prodigalité, absurde ou généreuse, ont fait dans le monde entier, Europe, Afrique, Asie, Amérique, couler si largement le sang de France, à coup sûr anémiant la France, et peut-être du plus pur de son sang, puisque ce sont les plus jeunes, les plus vivants, les meilleurs souvent qui sont tués ou se font tuer.

Ce seul exemple, cette question de la dépopulation, montre combien les questions sociales sont compliquées, complexes, comme tout s'y enchevêtre et se tient, et ce qu'il faudrait de largeur d'idées, et de science, et de prudence, pour les traiter. Les maladies du corps humain sont déjà difficiles à bien juger et soigner ; mais comme elles le sont davantaga, les maladies de l'organisme social ! Et qui les traite, à qui sont-elles généralement confiées ?

Voir quelques-unes de ces idées si bien exprimées par M. Jean Révei, — un penseur éloquent, trop peu connu, trop peu lu, sans doute parce qu'il pense et fait penser, — dans son beau livre : *Le Testament d'un moderne* (Fasquelle, édit.).

Pour combattre la dépopulation, les réformes sagement proposées par M. Bertillon, se résument dans un prin-

réditaires ou non, qui tuent ou qui produisent la dégénérescence : mais maladies et mort, le médecin les combat ; or ce n'est pas assez.

cipe très légitime, l'égalité des charges : « nous avons trois devoirs principaux envers le pays : contribuer à sa perpétuité, contribuer à sa défense, contribuer à ses charges pécuniaires ; si nous manquons au premier de ces devoirs, nous devons voir augmenter pour nous les deux autres.

« Il faut combattre le mal dans ses causes. Ces causes sont l'excessive prévoyance des parents, il faut donc s'arranger pour que cette prévoyance soit, au contraire, la raison d'une nombreuse postérité.

« On y arrive en admettant que *le fait d'élever un enfant est l'une des formes de l'impôt*. La famille qui élève trois enfants remplit suffisamment son devoir envers l'État. Celle qui en élève davantage paie, par ce seul fait, un impôt excessif ; il faut donc la dégrever. Pour la dégrever complètement (et c'est ce que nous proposons), il suffit de frapper d'une surtaxe de 20 p. 100 les familles qui ont deux enfants ou moins encore. Le Trésor ne pourrait que gagner à cette combinaison.

« *L'impôt du sang* devrait être allégé pour les jeunes gens mariés et surtout pour les pères de famille.

« Ce sont surtout les *impôts de succession* qui devraient faire payer par les familles malthusiennes la juste indemnité qu'elles doivent au pays en raison de leur stérilité. Nous proposons qu'on attribue à l'État la portion disponible de l'héritage des familles qui n'ont que un ou deux enfants.

« Les sommes ainsi perçues pourraient, selon le projet de M. de la Grasserie, constituer une caisse spéciale destinée à assurer une pension alimentaire aux auteurs des familles suffisamment nombreuses.

« Nous demandons enfin l'*extension de la liberté de tester*, telle qu'elle existe dans tous les grands pays excepté en France, puisque le père de famille craint d'émietter, et ainsi d'annihiler sa fortune en la partageant.

« *Mesures accessoires*. — L'État ne devrait perdre aucune

Préposé à la protection de la vie, et ainsi à la protection de la race, devant s'opposer dès lors à tout ce qui l'affaiblit et diminue, le médecin probe, instruit, attentif à toutes les causes de déchéance menaçant son pays, soucieux d'elles, certainement combattra donc aussi le malthusianisme en France, n'acceptera que par exception la limitation des naissances, et ne l'acceptera que dans un intérêt supérieur, celui de la race toujours, comme pour les mêmes raisons, il est celui qui conseillera en principe, ordonnera à toute femme d'allaiter son enfant.

On m'objectera : « mais avec vos idées, n'allez-vous pas davantage faire limiter les naissances, faire hésiter plus encore les aspirants au mariage? Il y a déjà dans ce pays trop de célibataires; vous allez en augmenter

occasion de témoigner de son respect et de sa gratitude pour les parents qui ont de nombreux enfants. Toutes les faveurs dont il dispose devraient leur être réservées autant que possible. Les grandes compagnies, toutes les grandes sociétés devraient favoriser aussi les pères de familles nombreuses.

« C'est un devoir pour la nation d'entourer l'enfant, et spécialement l'enfant malheureux de toute sa protection.

Mais les solutions proposées par M. Bertillon, ne répon-

le nombre ; il y a déjà trop d'enfants et trop de fils uniques ; vous ferez peut-être qu'il y aura moins d'enfants encore, et plus de fils uniques. » Je réponds : l'important n'est pas de faire beaucoup d'enfants, mais de les bien faire ; l'important n'est pas de faire trois enfants qui meurent, mais un seul plutôt et qui vive. Nous empêcherons que ce fils unique ou les enfants rares ne soient trop souvent impropres à la vie, inutiles à leur pays, à leur race, qu'ils ne soient pour lui, pour elle des facteurs nouveaux de dégénérescence, n'augmentent, n'aggravent ses charges, n'apportent leur obstacle à sa marche, ne soient des traînards qui la retardent. De quelle utilité, de quel aide sont à la nation ceux qui lui coûtent si cher, ces dégénérés qui remplissent ses hôpitaux, ses hospices, ses asiles, ses maisons de santé, ses prisons ?

Non, certes, nous ne voulons pas diminuer la natalité, mais nous voulons, et dans leur

dent pas au problème tout entier ; c'est de bien des côtés encore qu'il faudra faire face à l'ennemi, l'attaquer, et pour cette lutte ce ne sera pas trop de voir le médecin s'unir à l'économiste, au légiste, et même à l'architecte, et même et surtout au moraliste, laïque ou religieux, comme il a souvent l'occasion de le faire.

intérêt d'abord, et dans celui de la race, accroître chez ceux qui sont appelés à vivre, leur vitalité, leur santé, leur vigueur, et ainsi leur durée. Et alors nous inviterons tous ceux qui le peuvent, tous ceux qui le doivent, aux unions fécondes, parce que déjà scientifiquement nous combattons le célibat, prouvant au célibataire qu'il est exposé à plus de maladies peut-être, vit moins longtemps que l'homme marié, démontrant nous aussi, qu'il n'est pas bon que l'homme soit seul [1].

Et à l'homme marié, nous prouverons qu'en limitant sa famille, il limite, il diminue pour elle les chances de force et de durée, et en même temps celles pour son peuple de richesses, de victoires, intellectuelles, industrielles ou commerciales, dont il pourrait nécessairement profiter, et des victoires aussi les jours des sanglants combats, car si le nombre n'est pas tout, il est, il devient sur les champs de

[1] D'après M. Bertillon père (art. *Mariage* du Dict. encycl. des Sciences médicales), la statistique établirait que les célibataires ont une mortalité presque double de celle des gens mariés du même âge, et que la mortalité des veufs est plus forte encore.

batailles quels qu'ils soient, même artistiques, intellectuels, scientifiques, industriels ou commerciaux, l'un des grands facteurs du succès.

Avec les naissances limitées à deux ou trois enfants, au lieu de ces naissances illimitées ou nombreuses que sans doute l'on ne verra plus, que l'on voyait partout au temps *où seul l'inconscient régnait*, il faut forcément obtenir que les produits rares soient de résistance et de qualité supérieures.

Avec les dix enfants, je suppose, d'autrefois, il y avait, pour la race, des chances de santé, de force, de survie, qui n'existent plus avec ces deux ou trois, auxquels on se limite désormais. Donc si vous ne voulez mourir, vous êtes tenus à veiller, et d'une façon toute particulière, toute nouvelle, sur la conception, sur le développement *in utero* et *post-uterum*, sur la longue formation, dès avant et après leur naissance, de ces êtres qui sont des produits rares. Au lieu de la quantité que vous n'avez plus, il vous faut étroitement veiller sur la qualité de ces produits : et seulement alors, peut-être accepterons-nous qu'ils soient rares. La nature autrefois sur les dix enfants faisait sa sélection : beaucoup pouvaient mourir, il en restait toujours ; les mieux doués, les plus résistants survivaient, accroissaient, continuaient la famille et la race. Mais cette famille, que deviendra-t-elle, vos deux enfants morts, ou un sur deux ? M'assurez-vous que le survivant sera robuste? Avez-vous songé à le faire, à le rendre tel ? L'on n'y songeait pas autrefois, il n'en était pas besoin ; c'est qu'au temps du seul instinct, aux âges de l'inconscient, sur ces conceptions très nombreuses, la mauvaise condition des unes était finalement compensée, était réparée heureusement par la bonne condition des autres. L'enfant naissait et poussait comme l'animal ou la plante, au hasard, selon la bonne ou la médiocre loi naturelle. L'on a changé tout cela : consciemment, l'homme s'est plus ou moins substitué à la nature, il fait désormais ce qu'il veut, beaucoup moins ce qu'elle ordonnait. Tant que la natalité sera volontairement diminuée, et pour des causes très complexes, et quelques-unes fatales peut-être, presque impossibles à combattre, et quelques-unes même légitimes, il sera donc absolument nécessaire que l'homme ait plus que jamais soin de ses germes et de leur culture. Tout concourt donc, il nous semble, à faire accepter les mesures de précaution, que nous demandons pour la race[1].

[1] Au commencement de ce chapitre, parlant de la France et de son avenir, je semblais porter un diagnostic et un pronostic plutôt graves. Je m'empresse d'ajouter que ses ennemis auraient tort de se trop réjouir, et ses amis de se désespérer à ce sujet : sa vitalité est telle en effet, et chez elle encore subsistant tant de forces vives en réserve, que si elle le veut, et quand elle le voudra, elle peut se relever et régénérer à nouveau, comme elle le fit à la fin du dernier siècle, retrouver, reprendre ses énergies, sa puissance, son autorité d'autrefois. J'ai dit que les peuples comme les individus, faisaient en partie leur propre destinée, leur grandeur ou leur décadence. Les prétendues fatalités, qui les entraîneraient à la mort, comme les individus, ne sont que les conséquences, fatales en effet, les suites logiques et nécessaires de fautes plus ou moins lointaines ; mais ces fautes, il n'est pas impossible de les réparer. J'ai dit ainsi tout ce qu'il faut dire pour montrer que la France, malgré certains dangers qui la menacent, peut, si on le veut, si elle le veut, et quand elle le voudra, les écarter, et revivre, ainsi qu'elle vécut plus d'une fois, forte, respectée, trop enviée de tous.

VIII

LE MÉDECIN DANS LA FAMILLE

Le médecin prendra, il nous semble, dans la famille à venir un peu du rôle qui si longtemps n'a appartenu qu'au prêtre : le médecin peut-être en sera le directeur[1]. J'espère que sentant dès lors toute la gravité de ce rôle, presque religieux par moments, il saura élever de plus en plus sa conscience morale à la hau-

[1] Je désire que l'on ne se méprenne pas sur ma pensée. Nul n'a plus que moi le respect de cette force morale magnifique, la religion ; et bien médiocres, bien ignorants des besoins sociaux, et de la vraie nature humaine sont à nos yeux ceux qui veulent se passer de cette force, très efficace encore, et qui l'attaquent et qui brutalement la repoussent. La science a trop montré chez l'homme l'animalité, la bestialité originelle, le vrai fond de son être, pour que nous ne devions avoir autant d'admiration que de gratitude envers ces religions ou ces législations d'autrefois, qui ont tenté de relever et purifier quelque peu l'âme de cette humanité misérable. Et je pense que longtemps encore la science et la religion devraient parallèlement agir, en vue de l'idéal commun, qui est l'amélioration de cette misérable, et parfois si grande race humaine.

teur de sa fonction, et il voudra que le sérieux, que la dignité de sa vie répondent à la dignité et au sérieux d'une profession grandie ainsi et ennoblie par tant de responsabilité et de devoirs.

A ce sujet quelques médecins, et avec raison peut-être, regrettent que notre ironie moderne, souriant du très vieux serment d'Hippocrate, n'ait pas permis d'en conserver ou rétablir la prestation en une séance solennelle, serment qui eut rappelé à tous l'importance de ces devoirs supérieurs, s'imposant désormais à la profession médicale.

Des idées semblables, je les ai rencontrées chez M. Landouzy, et par lui traduites avec ces bonheurs d'expression qui lui sont habituels. Il déplore que des habitudes nouvelles et le goût par exemple des spécialités, faisant partager, dans certains pays, le soin du corps humain en autant de médecins qu'il contient d'organes, rende chaque jour plus rare, en province excepté, le vrai médecin de famille. C'est à celui-là cependant, aidé au besoin des grands consultants, qu'il appartiendrait d'intervenir en toutes les questions graves que nous avons indiquées.

Les prêtres, les pasteurs, les rabbins marient volontiers. Mais ne voit-on pas que ce rôle conviendrait mieux à des médecins de famille, pouvant très bien connaître la santé de ceux qu'ils auraient la pensée d'unir, et celle aussi des deux familles.

Les médecins sauraient de la sorte opérer des unions et des croisements heureux. Il serait bon qu'ils fissent entrer par exemple des arthritiques en des familles que la tuberculose aurait touchées, tandis qu'ils déconseilleraient, nous l'avons indiqué, les unions entre les familles entachées de la même tare.

Ces traitements de terrains, auxquels ils pourraient seuls présider, sauveraient quelquefois la race. Jusqu'ici, dans le cas de la tuberculose, nous pouvons peu contre la graine; nous pouvons beaucoup au contraire sur le terrain qui la reçoit; et dans la lutte livrée aux bacilles de Koch, nous n'avons d'action que par là, puisque toute graine ne germera jamais que sur le terrain qui lui est propice.

Les unions ou les croisements entre les familles, comme ceux entre les différentes races humaines, compteront parmi les problèmes les plus intéressants dont s'occupera l'avenir.

Si, peut-être, il est permis de croiser un dégénéré avec un être dont le sang est jeune, pur, riche de santé, en l'espoir de renouveler par lui, par cette sorte de sérothérapie, le vieux sang d'une race épuisée et viciée, le médecin ne pourra autoriser jamais l'union de deux dégénérés.

On voit, on pressent la complexité, la complication, les difficultés de tant de problèmes qui chaque jour davantage seront soumis à l'appréciation des médecins, et qui pendant longtemps seront d'autant plus malaisés à résoudre que ces questions d'hérédités demeurent sur bien des points très obscures, et que les médecins, comme il leur arrive parfois sur d'autres sujets, dès que l'on commence à les profondément étudier, ne s'entendent pas toujours lorsqu'ils les discutent.

Mais c'est beaucoup déjà d'appeler l'attention sur l'obscurité des problèmes : c'est même une façon d'arriver à les éclairer; et dans la pratique, nous pourrons de moins en moins échapper aux responsabilités qui nous attendent, quand le public, enfin mieux informé, viendra de lui-même nous poser des questions, auxquelles il est bon que dès aujourd'hui nous commencions à réfléchir plus que nous le faisions autrefois [1].

[1] Voir sur le médecin moderne un chapitre éloquent du professeur Landouzy dans sa *Sérothérapie* (Carré et Naud).

IX

LE SECRET PROFESSIONNEL ET LA RÉGLEMENTATION DU MARIAGE

C'est justement parce que le secret médical existe et doit être observé absolument et toujours, même jusqu'à l'absurde et à l'odieux, comme au cas où lié par lui je ne pourrais empêcher une union, qui de la part d'un des conjoints serait certainement un crime, c'est pour cela justement que certains esprits sont arrivés à l'idée d'un examen médical, demandé et consenti avant le mariage, ou même d'un certificat médical, exigé par la loi, comme une des pièces nécessaires à sa célébration légale.

Le professeur Brouardel répond que le médecin, même délié par son client, ne peut se dégager de l'obligation où le tient le secret professionnel, que jamais il ne peut parler, et qu'examen ou certificat médical, tout cela serait donc impossible, par l'absolu silence qui nous est imposé.

Je réponds que ce silence n'est pas gardé pour l'examen médical qui est nécessaire avant d'entrer dans l'armée, et là sans aucun consentement de l'examiné, et qu'il ne l'est pas davantage, mais alors avec son assentiment, dans le cas de l'examen précédant le contrat d'assurance sur la vie.

Je réponds encore que l'opinion de M. Brouardel fût-elle considérée comme la vraie traduction de la loi, fût-elle confirmée par toutes les jurisprudences, nous aurions la ressource toujours qu'une loi nouvelle vint corriger tout ce qu'aurait d'excessif une telle jurisprudence, une telle loi ou une telle opinion; la loi heureusement peut s'amender parfois; l'on peut en respecter l'esprit, sans en respecter la lettre, ce qui est fait souvent; et je répondrai enfin à M. Brouardel que lui-même a contribué, il me semble, à faire dans un intérêt supérieur céder cette obligation du secret médical, puisque avec toute l'Académie de médecine il a justement voté la déclaration nécessaire faite par le médecin de certaines maladies contagieuses. Or cela est plus grave : car le médecin ici se passe de tout consentement, dénonce sans qu'on le lui permette. Et voilà M. le professeur Grancher qui ne serait pas loin de demander que la déclaration de la tuberculose rentrât aussi dans la déclaration obligatoire des maladies infectieuses ! Or c'est excessif peut-être et très grave, et ce le serait bien plus encore, à mon avis, que cet examen médical, réclamé seulement de ceux qui se voudraient marier.

Mais je ne parle plus de l'examen médical, — que le père d'une jeune fille par exemple demanderait au jeune homme la voulant épouser, et qu'accepterait le jeune homme ; — je voudrais rechercher si l'idée d'un certificat médical exigé par la loi de tout homme qui se veut marier est inadmissible et à repousser *a priori*, sans examen, comme un peu folle, ou si la loi ne peut vraiment réglementer le mariage, et ne l'a jamais fait, en vue de protéger l'espèce, parfois même l'un des conjoints contre l'autre.

Je rappellerai d'abord que la loi, pour des raisons toutes physiologiques, a déjà réglementé dans le mariage l'âge des futurs époux et leur degré de consanguinité [1].

Dans cette législation admirable qui fût l'antique législation hindoue et dont la hauteur de vue parfois humilie nos codes, quelque peu terre à terre, roturiers et mesquins [2], je vois que le grand souci est tout d'abord l'intérêt de la race; cet intérêt est tel que la création des castes est même par la loi déclarée d'ordre divin. Il n'est plus possible de parler des castes; mais je vois encore, et ceci nous regarde, que le mariage est défendu à certains malades.

Voici le texte du *Manava-Dharma-Sastra :*

[1] L'Église le sait aussi; mais les dispenses à ce sujet sont trop facilement accordées, et sans que l'on prenne en considération le point de vue médical. (Professeur Hegar.)

[2] Si je parle ainsi de notre Code civil sans admiration ni respect, c'est que nous lui devons en partie, je l'ai fait voir, la dépopulation de la France.

« l'homme des trois premières classes, en cherchant une femme, doit éviter les familles, quelles que soient leur richesse et leur puissance, où l'on néglige la Religion, celles qui ne produisent pas d'enfants mâles ou qui sont affligées de maladies héréditaires, comme la phtisie, l'épilepsie, la lèpre, l'éléphantiasis.

« Des mariages irréprochables naît une postérité irréprochable ; des mariages répréhensibles, une postérité misérable : on les doit donc éviter. »

Et l'auteur du livre où j'emprunte cette citation de la loi hindoue, ajoute : « la science un jour fondera peut-être une sorte de théocratie légitime, et l'observance sera volontaire sans doute des commandements édictés par elle. Mais ne fut-ce pas l'honneur de ces législateurs antiques d'avoir ainsi forcé la liberté des hommes, en attendant leur assentiment, partout et toujours incertain ou tardif ? Par une tyrannie salutaire ils les soumirent quelque temps, et ce fut heureux, aux respects de ces lois de la vie si nécessaires et inflexibles, que la nature punit de mort les familles et les races qui ne leur savent pas obéir. Or de quels progrès pouvons-nous parler, quand on voit des précautions si graves pour la santé, la force, l'avenir de la race humaine tellement par nous négligées aujourd'hui, mais très respectées cependant, quand il s'agit de nos haras ? »

Dans l'Amérique du Nord, dans ce grand laboratoire de sociologie, où tant d'expérimentations sociales et politiques sont aujourd'hui tentées, j'apprends qu'en l'Etat de Dakota le mariage est interdit aux fous, aux alcooliques et aux tuberculeux. Dans l'État de Michigan même interdiction, mais étendue à ceux qui sont atteints de syphilis ou de gonorrhée et ne sont pas guéris. Les pénalités consistent en des amendes de 500 à 1 000 dollars ou dans un emprisonnement qui peut être de 5 ans, au maximum. L'homme peut être appelé comme témoin contre sa femme et la femme contre son mari ; et le médecin dans l'espèce, délié du secret professionnel, peut être obligé à tout dire. J'emprunte ces nouvelles d'Amérique à un article paru dans une grande revue allemande[1], article de M. le professeur Hegar, le distingué gynécologue de Fribourg-en-Brisgau, qui ajoute : « On peut ou non approuver ces législations nouvelles ; en tout cas, l'on ne peut qu'y voir un progrès. Enfin on a donc compris qu'il ne devrait pas être permis à un ivrogne, qui tous les jours absorbe un litre d'eau-de-vie, ou à un idiot, de librement contracter mariage ; que peut-être on aurait le droit de défendre à celui qui aura été incarcéré pour de mauvais instincts, pour des impulsions innées, d'épouser, quelques jours après sa libération, une femme dans les mêmes conditions ; ou à celui qui est atteint de syphilis ou de gonorrhée de librement contaminer sa jeune femme et de la rendre infirme pour la vie, ou de lui faire donner le jour à des enfants viables, mais condamnés à une existence misérable.

« Les médecins et le public sont d'accord sur ce point que l'on devrait prévenir les maladies et les infections, et que l'on obtiendrait

[1] *Deutsche-Revue*, janvier 1900.

ainsi un meilleur résultat qu'en essayant de les guérir ; mais la plupart du temps on ne se comporte pas d'après cet excellent principe ; l'on bâtit des sanatoria pour les tuberculeux alors que l'on arriverait à un résultat meilleur, si l'on chassait la poussière des villes et si l'on construisait de bonnes et de saines demeures pour les classes pauvres.

« Ce qui serait l'idéal ce serait de faire l'un et de ne pas négliger l'autre ; mais si l'on avait le choix, ce serait la protection qu'il faudrait préférer. Lorsque l'on considère les grands hôpitaux, les nombreux asiles d'aliénés, les maisons de retraite pour les misérables, on n'a pas une très bonne opinion des résultats obtenus jusqu'ici par nos procédés prophylactiques. La cause assurément tient en grande partie à la densité de la population, à la complexité de nos conditions sociales qui ne se laissent que très lentement améliorer, et aux influences nocives des forces de la nature contre lesquelles une protection complète est impossible. Mais la cause la plus importante de notre insuccès, c'est que nous ne commençons les mesures de prophylaxie qu'après la naissance.

« Nous ne songeons pas qu'à la naissance un organisme physique, existe déjà, dont le développement après la naissance sera peu de chose à côté de son développement antérieur effectué depuis le jour de sa conception.

« Le caractère individuel de l'organisme est déjà formé, bien que l'imperfection de nos sens ne nous permette pas toujours de nous en rendre compte. Une fille nouveau-née n'a pour nous aucune ressemblance avec ses parents, et cependant à dix-huit ans elle reproduira trait pour trait sa grand'mère, quand celle-ci avait le même âge ; or cette ressemblance devait se trouver déjà chez l'enfant, dès son premier jour. »

« Aussi longtemps, dit M. Hégar, que les symptômes des maladies contagieuses seraient trouvés chez des malades (et parfois de saine apparence extérieure), il devrait leur être défendu de contracter mariage. C'est seulement lorsque aucun symptôme de la maladie ne se présenterait plus, et aussi que toutes ses conséquences malignes auraient été enrayées, — ce dont l'on ne pourrait être assuré qu'après un bon état général ayant duré longtemps — c'est seulement alors que le mariage pourrait être permis. »

Et M. le professeur Hégar propose cette formule législative : « Le mariage est interdit à toute personne affectée d'un vice de conformation, d'une infirmité, d'une maladie ou d'une infection, quand un dommage durable et grave peut en résulter pour sa descendance. »

« On pourrait contre une telle loi, dit-il, émettre l'objection qu'elle est cruelle, qu'elle ravit à des infortunés leur dernière consolation, peut-être l'unique joie de leur vie ; mais n'est-il pas beaucoup cruel encore de les laisser procréer des êtres qui dès leur naissance souffriront, qui bientôt seront voués à une mort misérable, ou, infirmes et chétifs, traîneront une vie plus longue, pour mettre au monde, à leur tour peut-être, de malheureuses créatures auxquelles la même destinée sera réservée ? »

On voit que M. le professeur Hegar parle à très peu près comme nous avons parlé nous-même.

En Allemagne, me dit-on, l'on examine en ce moment un projet de loi qui a fait grand bruit et qui tend à protéger la femme contre les contages vénériens du mari ou de l'amant.

Il n'est donc pas fou de songer à tout cela et d'y faire songer à la fois le législateur et le médecin [1].

[1] J'apprends que le général comte du Chaffault, qui était député de la Vendée, a, sous Louis-Philippe, présenté le projet d'une loi défendant le mariage « entre poitrinaires, scrofuleux, syphilitiques, et certains infirmes », et que sa proposition fut appuyée par M. de Lamartine, M. Arago et M. Thiers.

Il existerait une caricature de l'époque, représentant les [q]uatre défenseurs du « Mariage sain ».

X

CONCLUSION

Le grand fait moderne est peut-être que l'*inconscient* perd chaque jour un peu plus de son domaine, et de cette autorité que si universellement et si puissamment il exerçait seul ou presque seul autrefois.

Ceux qui auraient obéi jadis sentent ou savent, depuis cent ans, qu'ils ont bien moins à obéir. Les ignorants sont instruits de ce qu'ils ignoraient.

Fait nouveau, d'un bout de la terre à l'autre les peuples, tous les peuples prenant conscience de leur vie, de leur lutte pour la vie, et de la parenté et de la solidarité qui les lient ; et ce monde d'esclaves, de prolétaires, de déclassés prenant également conscience de leurs misères, et de leur puissance et de leurs droits, plus ou moins exagérés par eux. De même, fait nouveau, l'homme et la femme aujourd'hui réfléchissant, calculant, quand autrefois ils n'étaient soumis, n'obéissaient qu'à l'instinct (dont la domination est toujours en raison inverse du développement de l'intelligence ou de la raison) ; et ainsi fait nouveau, cette limitation des naissances, l'une des causes de la dépopulation si menaçante pour le présent déjà, et pour l'avenir du pays. Fait nouveau, et qui n'est pas qu'une imagination de romancier, cette femme dans l'*Inutile Beauté* de Maupassant, se révoltant contre la maternité qui défait, dégrade la beauté de sa forme : et j'entends dire que cette crainte des grossesses et des naissances existe aujourd'hui en certain pays, même protestant [1], et y fait souvent recourir à des pratiques, plutôt très rares dans le nôtre, à l'avortement approuvé par le mari.

Mais dès lors, si partout, si presque partout on obéit moins à l'instinct qu'à certaines

[1] Je dis cela parce que des pays protestants accusent le malthusianisme d'être un vice catholique et latin.

réflexions, une conséquence apparaît de cette limitation, de cette diminution dans les naissances, cette conséquence, c'est la nécessité, que nous indiquions, de beaucoup mieux protéger la vie, la santé, la force des rares enfants que l'on fait et fera naître.

Il est remarquable que certainement une meilleure hygiène, une prophylaxie assez active et un jour peut-être victorieuse des maladies évitables, que tous les étonnants progrès de la médecine et de la chirurgie[1], qu'enfin une très efficace protection de la vie humaine aujourd'hui déjà, et par là un accroissement de sa durée moyenne, et un accroissement aussi dans le nombre des vies humaines, coïncident avec ces sentiments nouveaux ou ces idées nouvelles, et avec ces progrès très évidents du malthusianisme en Europe et en Amérique.

Quelques esprits pourraient trouver en ces balancements, puisque la natalité diminue à l'heure même où la science donne ou rend la

[1] Grâce aux prodigieuses découvertes de celui qui peut-être laissera son nom à ce siècle, de ce héros si simple et si grand, qui vraiment a vaincu la mort, notre Pasteur.

vie à plus d'êtres, l'occasion de reconnaître une fois de plus les belles harmonies de la nature : l'homme y songe, la nature n'y a pas songé.

L'humanité, qui a aujourd'hui connaissance de l'énorme progression numérique avec laquelle se fait et se fera sa croissance, commence donc à s'en effrayer et à vouloir modérer son inconsciente et très inquiétante fécondité. Les adversaires les plus justement sévères du malthusianisme seraient, ces indications données, un peu forcés de reconnaître que l'humanité, ayant quelque raison de se préoccuper de son avenir, a quelque raison aussi de se précautionner contre lui. Du moment que la mortalité diminue, il est nécessaire peut-être qu'au même moment une humanité plus consciente appelle moins d'êtres à la vie. Mais ceux qui sont appelés à la vie ont d'abord le droit de vivre ; c'est leur premier droit, et notre premier devoir est de les y aider. Ainsi partout moins d'enfants, mais dès lors des enfants plus vivants et plus forts, nous avons dit comment ; et les problèmes étudiés ici n'intéressent pas que la France.

Enfin tant de morts, de souffrances dues à l'hérédité morbide, voilà ce que l'on ne rappellera jamais assez, et ces morts, chacun sait de quelles agonies lentes, de quelles douleurs elles sont précédées, de quels regards jetés désespérément par ces condamnés, si jeunes pour la plupart, sur la vie et sur ceux qui restent. Des optimistes, je l'ai dit, trouvent cependant que tout est bien, que la loi de l'hérédité morbide aboutissant à la mort est plutôt heureuse, puisque au fond elle défend l'espèce, et qu'ainsi ces procédés de salut public, ces exécutions en masse, ces éliminations des déchets de la race, en la protégeant, font une fois de plus admirer, en leur sage ordonnance, tous les décrets de la nature. Nous cependant ne nous sentons pas le droit de l'imiter en son gaspillage de la vie. Elle tue sans pitié les germes, les plus jeunes, s'en étant montrée trop prodigue ; elle détruit sans regret ce qu'elle a créé sans raison ni mesure. Nous ne pouvons aujourd'hui avoir devant ces massacres une indifférence, une amoralité aussi tranquille qu'est la sienne, et nous avons donc à agir dans un sens qui sera contraire au sien.

Nous reconnaissons que Dieu, comme le dit la Bible, est le Dieu des vivants, non des morts : aussi voulons-nous voir diminuer dans le monde les semences de mort, les causes, les facteurs de dégénérescence, et mieux protéger cette frêle œuvre d'art qu'est la vie, mais par des procédés différents de ceux de la nature, par des procédés plus *humains*, elle, employant volontiers la maladie et la mort, pour réparer quelques-unes de nos fautes, ou quelques-unes des siennes, telles que l'excès des germes, nous répugnant désormais à cette simplicité un peu barbare dans ces méthodes d'épuration ou de correction, nous donc tenus à ne la plus suivre, à ne plus rester ses complices, du jour où la justice et la pitié sont entrées en notre âme, et où nous est apparue la vision claire de tout cela.

Un homme reproduit sa race ; il la reproduit mal ; la nature dans l'intérêt de la race tue l'enfant.

Peut-être eût-il été mieux et plus simple encore que cet enfant ne fût pas né. Ne sachant donc approuver en bloc la nature, pas plus que cette Révolution qui la copiait parfois, révolté de ces exécutions par fournées, nous sommes de ceux qui pensent que la science, comme la religion, doit très souvent, loin de lui obéir, ne lui pas obéir, faire toute autre chose que ce qu'elle ordonne et à quoi elle nous invite, la combattre enfin, et qu'il appartient à la science d'édicter aussi une loi nouvelle, différente sur bien des points de la terrible et trop simple loi naturelle.

Donc toute maladie qui ne s'éteint pas avec l'individu, mais se transmet à sa descendance, à sa race, toute maladie qui aboutit à la dégénérescence de la race, doit attirer l'attention de quiconque a le devoir et la mission de la protéger, médecin, législateur, moraliste; car si l'on ne peut interdire à personne de se ruiner ou de se tuer, il est permis et même obligatoire d'intervenir pour l'empêcher de ruiner ou tuer ceux qui l'entourent, à plus forte raison ceux qui lui doivent la vie.

Epouser une jeune femme d'abord saine,

et intelligente, et bonne et charmante, ou même belle s'il est possible, quelle que soit son origine sociale et qu'elle soit riche ou non, voilà l'éternelle et unique vérité, telle que l'exprimait ou à peu près (je ne puis me rappeler ni retrouver ses paroles), M. Alexandre Dumas fils, — dont la proposition du reste fit scandale.

Mais pour cela, il faudrait supprimer la dot, changer toutes les lois et les mœurs, et des mœurs séculaires ? Je réponds que l'on a modifié déjà bien des lois et des mœurs ; et le christianisme, pour ne donner qu'un exemple, a fait un certain moment cette révolution.

Pourquoi la science, apportant aussi sa religion de vérité, n'amènerait-elle pas une révolution profonde aussi dans la vie des sociétés à venir ? Moi je l'espère et je l'attends.

Il faudrait supprimer la dot : est-ce impossible ? En Angleterre, en Amérique, beaucoup de femmes se marient sans elle ; et comme souvent alors elles sont belles, ces unions ne contribueraient-elles pas à la production et à la permanence de la beauté dans la race anglo-saxonne ? Quelques-uns de ces mariages, souvent morganatiques, où la beauté, le charme extrême, à défaut de la beauté parfaite, constituent l'apport principal, la richesse, la noblesse de la femme, sont l'honneur et le salut de certaines aristocraties.

Quand, dans un pays, une jeune fille saine, intelligente, et charmante ou belle, ne trouve pas à se marier, parce qu'elle est sans dot, quand des intérêts d'argent ou des convenances sociales y décident surtout des unions, c'est qu'en ce pays, comme disait Hamlet, il y a quelque chose de pourri, et peut-être, malgré les obstacles, faudrait-il tenter de changer cela !

La science a donc la prétention de recréer une humanité nouvelle, plus saine, plus robuste, plus belle, et plus juste aussi, que l'humanité présente ou celle du passé. La connaissance qui de jour en jour s'étend et s'éclaire davantage des lois de la vie et de la mort, que ce soit la vie et la mort de l'individu ou celle de l'espèce, la doit armer d'une puissance qui nous apparaît sans limite.

Oui je crois que la science pourrait s'élever même à cette ambition de créer des races humaines supérieures.

Le problème sera pour l'homme sans doute rendu plus difficile toujours que pour les animaux domestiques, parce que la sélection trop souvent sera contrariée chez lui par des intérêts opposés à cette sélection, et que la loi n'intervient pas en sa faveur, comme elle le fit parfois dans le passé. Quand les lois jadis, je l'ai rappelé, créaient la caste, elles protégeaient le sang des races pures, et ces races sont restées telles jusqu'au jour ou la montée, la poussée des races ou des classes inférieures eut brisé les barrières de la caste et fait se mêler tous les sangs. Ce que je dis est de l'histoire : je suis démocrate, en un certain sens ; mais historiquement je constate que la décadence de l'Inde et celle de Rome ont commencé avec l'avènement, le triomphe — juste et bon, ou seulement nécessaire et fatal, c'est à discuter, — de leurs démocraties.

Il est certain cependant que l'on pourrait créer des races supérieures parmi les hommes, parmi les familles ou les peuples, comme les éleveurs savent les créer parmi les animaux ; et les procédés seraient analogues : résistance à toutes les causes possibles d'affaiblissement, de dégénérescence, de tares, et pour cela d'abord élimination des géniteurs affaiblis, dégénérés, tarés, et choix de géniteurs qui transmettraient le plus de santé, de force, de beauté à la race ; puis entretien et développement par une hygiène et une éducation parfaites de ces performances et de ces énergies. On dira, mais l'on voit souvent deux êtres qui sont beaux enfanter un être qui est sans beauté, donc nullement fait à leur image ? C'est une exception que l'on peut expliquer, ou par ce fait que la sélection pouvait être trop récente, ne remontait pas assez haut, et que l'enfant aura subi quelque autre influence ancestrale, ou par les conditions défavorables dans lesquelles se trouvaient les géniteurs ou l'un deux au moment de la conception, ou la mère pendant la grossesse.

Il est donc certain, et l'on n'en peut douter, puisque la preuve est faite tout à côté de nous, chez les animaux, que toujours à moins d'exceptions très rares, la sélection accouplant des êtres choisis doit produire des êtres de choix, des êtres de race, doués de plus en plus des qualités, des dons, des perfections de leurs géniteurs. Comme la mécanique céleste, peut-être en réalité la mécanique de la génération est-elle assez simple, obéissant à des lois qui seraient simples?

Par l'éducation surtout, la race hellénique dans l'antiquité, race déjà, il est vrai, heureusement douée par la nature, n'a-t-elle pas un moment donné au monde l'exemplaire d'une humanité presque idéale, par l'éducation presque seule, par le bel équilibre que cette éducation sut garder entre la vie physique et la vie nerveuse, entre l'activité musculaire et la plus riche vie cérébrale ?

La science peut-être parviendra donc à créer, aidée de la morale, ou plutôt d'une certaine esthétique — car la morale n'est qu'une esthétique transcendante, — cet homme nouveau supérieur à l'homme moderne, autant que celui-ci l'est à l'homme primitif, cet homme surhumain, ce *superhomme* de Nietzsche, que certes il n'a pas été le premier à rêver, et qu'il rêvait, en lui rendant, ce que je comprends mal, l'âme dure de l'âge de pierre [1]. Utopie, dira-t-on, mais l'idéal parfois est la vision de l'avenir ; et l'utopie, une idée en avance, venue trop tôt et repoussée, puis qui revient, et qui est reçue.

Oui, je crois que la science recréera le monde, et qu'un jour constituant une sorte d'autocratie légitime [2], après avoir réformé bien des mœurs, elle réformera bien des lois. Elle y tend de plus en plus. N'est-ce pas elle aujourd'hui déjà, qui modifie par exemple les

[1] *Soyez durs*, ne cesse de répéter Nietzsche ; or l'homme et la nature me semblent l'avoir été bien assez longtemps, pour que l'expérience soit faite de cette méthode d'éducation, qui ne saurait rendre l'humanité meilleure.

[2] Il est bien entendu que l'idée d'un mandarinat ne peut être dans ma pensée. Parmi tant de gouvernements détestables, et dont quelques-uns nous sont trop connus, celui-là serait l'un des pires. La science est trop haute pour vouloir descendre jusqu'à l'autorité politique. Elle ne pourrait par le pouvoir temporel qu'inutilement se compromettre. Son autorité doit être spirituelle, son influence tout idéale, celle sur l'opinion de la raison, d'une loi scientifique reconnue. Cette influence serait comparable à celle aujourd'hui prise et qui sera prise de plus en plus, je l'espère, par l'Académie de médecine, sorte de *comité de salut public* bienfaisant.

contrats entre ouvriers et patrons, pour alléger la trop grande fatigue de l'ouvrier, ou celle de la femme, de l'ouvrière forcée en certains magasins, au détriment de sa santé, à rester debout tout le jour ; ou qui protège l'enfance contre son usure, sa détérioration précoces par l'usine, par la manufacture, par l'école, par nos casernes universitaires ?

Peut-être l'humanité éclairée par elle comprendra-t-elle qu'il importe moins de créer des êtres, et beaucoup d'êtres, que de les créer sains et forts, et beaux même s'il est possible; or la beauté étant chez un être l'expression, la forme à la fois et de sa parfaite organisation anatomique et du fonctionnement parfait de tous ses organes, en un mot, de son anatomie et de sa physiologie parfaites, quand nous préparons, entretenons, créons la santé, par cela même nous préparons, nous créons aussi la beauté.

La vie en réalité n'a de prix, à mes yeux du moins, que si elle est digne d'être vécue : autrement le néant vaut mieux. Aussi, nous voulons former cette humanité nouvelle, et en finir avec cette humanité présente, malgré tant de progrès, et de conquêtes, malgré tant de vertus, surtout chez les humbles, en son ensemble encore trop médiocre, imbécile ou vile, trop souvent dégradée, hébétée de souffrances, attristée, attristante par toutes ses laideurs.

Oui, il se peut que tout cela, on le veuille changer, et que la vie à venir de l'humanité soit regardée comme une œuvre d'art à créer, et pour laquelle dès lors interviendrait la réflexion, le soin de l'ordre et de la beauté, au lieu de l'incohérence, du hasard, de l'absurde qui mènent aujourd'hui tant de choses : et cette conception de la vie ne serait pas pour déplaire à ceux qui n'ont guère souci que de l'esthétique, dédaignent tout ce qui n'est pas elle.

Nous voulons donc et nous ferons pour l'homme ce que l'on a fait pour les animaux de race ; nous veillerons d'abord sur les producteurs, puis sur les produits, et nous ne veillerons pas *ab ovo* seulement sur la formation de l'enfant, nous veillerons sur lui avant sa conception même et après sa naissance, nous suivrons toute son enfance, son adolescence, sa puberté, toute la vie du jeune homme et de la jeune fille jusqu'à leur développement complet, refondant, sans doute, beaucoup des méthodes, aujourd'hui funestes, de leur éducation.

En mettant fin à l'ignorance qui fut et demeure en partie la cause et parfois l'excuse de tant d'attentats graves et trop fréquents contre la vie de l'individu ou celle de la race, la science moderne va donc créer des obligations nouvelles qui les protègent.

Ces obligations seront d'abord plutôt morales ; il sera difficile et pour longtemps qu'elles soient légales, surtout en ce pays.

Ces dangers, vus ou entrevus pour la femme, la famille ou la race, révélés ainsi par la science, portés à la connaissance de tous, vont chez beaucoup de pères de famille être l'occasion d'inquiétudes contre lesquelles tôt ou tard ils voudront, ils exigeront une défense. Laquelle ? La parole d'honneur demandée au fiancé, et d'homme à homme, qu'aucun de ces périls ne peut venir de lui ? Mais alors nous sommes bien près du certificat médical. Et je ne vois guère d'autre défense, étant donnée l'obligation, que nul médecin ne peut enfreindre, du secret médical absolu.

En cas d'un certificat médical demandé, on objectera qu'il ne prouverait rien trop souvent. Là, comme ailleurs et toujours, les coquins sans doute sauraient échapper à ceux qui les poursuivent, qui les traquent. Comment par exemple reconnaître la syphilis, quand aucun stigmate ne nous apparaîtrait, et que celui qui viendrait à nous n'en ferait pas l'aveu ? Et de même comment démasquer des maladies héréditaires et familiales ?

Mais des tares, des stigmates cependant pourraient se révéler à l'examen, ignorés même de celui qui les porte : un craquement au sommet dans une tuberculose au début, une blennorrhée nocive par exemple.

En somme il s'agit, il s'agira surtout d'éclairer les honnêtes gens, et je veux croire que ce sera un peu ou beaucoup déjà, et les inconscients, les ignorants, et ils sont légion, et chez nombre d'entre eux, je le répète, l'examen médical en vue d'un certificat ou seulement d'un avis demandé par ceux qui se veulent marier, pourra révéler une affection grave qui commence ou finit.

Quel que soit le sort réservé aux solutions pratiques, indiquées par nous et par d'autres, une chose s'impose tout au moins : la science doit aujourd'hui proclamer très haut, faire savoir à tous, que nul dorénavant, gonorrhéique, syphilitique ou ancien syphilitique, tuberculeux ou ancien tuberculeux, épileptique, grand névrosé, nul homme en un mot affecté ou ayant été affecté d'une maladie grave, transmissible à la femme ou à l'enfant, ou redoutant une tare grave héréditaire, ou la portant, ne peut contracter mariage sans l'avis d'un médecin. Elle doit proclamer très haut et faire savoir à tous que quiconque en ces circonstances, pour des besoins d'argent, des raisons d'intérêt, et même sous une impulsion d'amour, transgresse la défense qui lui serait faite de se marier, et d'avoir un enfant, peut commettre un crime à peu près aussi abominable, que celui qui tuerait pour les mêmes raisons, les mêmes appétits d'argent ou d'amour. Il tue en effet, celui qui pour ces raisons, ces appétits, ces besoins condamne à la vie et ainsi à la mort l'être sans péché qu'enfantera cette union; il tue, et de quelle mort parfois atroce, et telle, que nul criminel n'a tenté ni imaginé jamais les raffinements de douleurs précédant parfois la fin de cet enfant, de ce jeune homme, de cette jeune fille ou de cette jeune femme, victimes de cette union interdite et coupable[1] !

[1] Une plus haute moralité, et ainsi une plus haute liberté, nous viendront de la science; car ce mot est vrai, d'une large et éternelle vérité : « la science seule vous fera libres ». Lorsque l'homme en effet, mieux éclairé par elle, verra nettement comment sa faute tôt ou tard retombera sur lui, devenue tôt ou tard la maladie, la mort, la misère, la ruine, la honte qui l'en châtieront, que le châtiment directement l'atteigne ou indirectement, par son fils ruinant, déshonorant son père, parce que ce fils est un déséquilibré, conséquence sérieuse d'une faute légère, d'une *légèreté* du père, lorsque chacun verra le châtiment de ses fautes, souvent peu graves, le menacer gravement et toujours, et le pouvoir frapper, même en ses enfants et par

Nul homme malade ou de santé suspecte n'a donc le droit de penser au mariage sans d'abord avoir été vers un médecin, instruit, intelligent, sérieux et probe, et lui avoir fait cette question : puis-je me marier en toute sécurité, pour ma femme, mes enfants, moi-même, c'est-à-dire pour la famille que je veux fonder ? Si le médecin hésite, qu'il en voie d'autres, jusqu'à ce qu'une réponse éclairée, ferme, décisive lui ait été donnée. Et ai-je besoin de dire qu'à la femme les mêmes obligations s'imposent ?

Mais c'est donc l'inconscience, l'ignorance d'abord qu'il convient d'avertir et d'instruire. Beaucoup d'arrivistes, de voleurs de dots nous échapperont sans doute, non toujours cependant, et aussi parce que ceux qu'ils menacent seront prévenus eux-mêmes, qui peut-être ne savaient pas, et aidaient à la per-

eux, peut-être, je le répète, une certaine moralité se dégagera de cette leçon des choses ? Peut-être nous montrerons-nous plus prudents, plus sages dans l'approche de certains dangers. Pour obtenir de la moralité, la peur est sans doute, à nos yeux, un moyen assez misérable ; mais la science, en l'employant parfois, ne ferait qu'imiter les religions, et le moyen a certainement son efficacité.

pétration du vol ou du crime par cette sécurité dans laquelle les laissaient leur ignorance, leur naïveté, leur candeur.

Ce que nous voulons et devons, c'est à tout prix diminuer la misère et la douleur humaines; et par quelques moyens que ce soient, du jour, et ce jour est venu, où clairement et pleinement nous en avons pris conscience. Ces moyens, nous les cherchons ici, et nous ne demandons qu'une chose, que par l'étude et la discussion de ce grand sujet l'on nous aide à les chercher et trouver, à changer ce qui ne peut durer, du jour où nous avons vu et compris ce que l'on ne semblait ni voir ni comprendre, et que l'on nous aide à créer enfin un ordre et un monde nouveaux.

L'espèce doit nous être sacrée: d'elle ayant reçu la vie, ne vivant que par elle, de plus en plus nous sentirons et nous nous rendrons mieux compte qu'unis à tout son passé comme à tout son avenir, notre vie n'est grande et n'a quelque prix que par elle, par ce *Tout* dont nous sommes parties. L'immortalité de l'âme, à laquelle vaguement croient et aspirent quelques-uns d'entre nous, n'est peut-être qu'en elle et par elle. Il est certain que nous étions virtuellement avant de naître, et que l'âme des aïeux était déjà la nôtre, puisque notre âme est bien la leur, et il est certain qu'elle sera, que nous serons après notre mort, cette âme, notre âme persistant, tout entière transmise à nos descendants.

Si une feuille d'arbre pouvait penser, elle aussi ne sentirait-elle pas qu'en cet arbre seul, par qui et pour qui elle existe, elle pourrait faire elle-même son rêve d'immortalité ou de durée sans limite ?

La science, en nous faisant toujours mieux comprendre cette solidarité qui nous lie à tous dans le passé, le présent et l'avenir, pourra, comme la religion, de même exalter en quelques-uns ou en beaucoup l'esprit de sacrifice, l'héroïque besoin de sortir de leur vie égoïste, étroite, et d'un jour, pour entrer par le dévouement dans l'immense et l'éternelle vie générale.

Je conclus :

Obligation pour tous de se présenter avant le mariage à un examen médical, que ce soit la loi, ou la coutume nouvelle, que ce soient des mœurs nouvelles, qui l'exigent, — comme on se présente à cet examen avant d'entrer dans l'armée ou de s'assurer sur la vie ;

Puis obligation, morale tout au moins, de se conformer à la décision médicale.

Prophylaxie, lutte ardente et de chaque jour, sans repos comme sans faiblesse, contre toutes les maladies, et d'abord contre les maladies héréditaires, qui causent la dégénérescence de la race.

Protection de la femme, de l'enfant, de la race contre les tares ou les contages graves, inconsciemment ou consciemment transmissibles.

Pénalités possibles frappant les coupables de ces transmissions.

Proposition peut-être au Parlement d'un projet de loi qui serait ainsi formulé : le mariage est interdit aux malades affectés d'une maladie grave transmissible à la femme et à l'enfant à venir.

Et cette loi entrainerait la nécessité du certificat médical, qui entrainerait lui-même la nécessité de délier le médecin, avec l'assentiment de l'intéressé, du secret professionnel tel qu'en ce moment il est exigé de lui ; ou elle pourrait entrainer une sanction qui serait celle-ci : une réparation pécuniaire prononcée, en même temps que la séparation ou le divorce, contre le conjoint convaincu de s'être marié porteur, et le sachant, d'une maladie contagieuse ou de l'une des tares héréditaires graves énumérées dans le projet de loi.

Mais, d'abord et surtout, obstacle apporté déjà à tant d'accidents, de catastrophes par la révélation faite à tous des responsabilités que presque tous ignorent, et que ferait connaître par exemple une note rédigée en ce sens par l'Académie de médecine, et délivrée au mari en même temps que le Livret de mariage.

TABLE DES MATIÈRES

ÉVREUX, IMPRIMERIE DE CHARLES HÉRISSEY

www.ingramcontent.com/pod-product-compliance
Ingram Content Group UK Ltd.
Pitfield, Milton Keynes, MK11 3LW, UK
UKHW022103260726
13993UKWH00001B/286

9 782329 230405